CLINIQUE CHIRURGICALE DES ENFANTS

Service du Professeur ESTOR

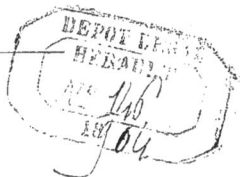

QUATRE-VINGT-QUATRE CAS

DE

COXALGIE

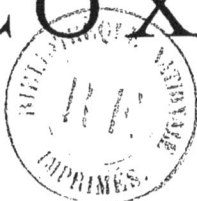

PAR

Alphonse CAZAL

DOCTEUR EN MÉDECINE

MONTPELLIER

IMPRIMERIE Gustave FIRMIN, MONTANE et SICARDI

Rue Ferdinand-Fabre et Quai du Verdanson

—

1904

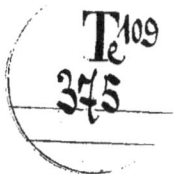

CLINIQUE CHIRURGICALE DES ENFANTS

Service du Professeur ESTOR

QUATRE-VINGT-QUATRE CAS

DE

COXALGIE

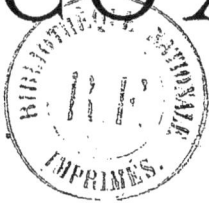

PAR

Alphonse CAZAL

DOCTEUR EN MÉDECINE

MONTPELLIER

IMPRIMERIE Gustave FIRMIN, MONTANE et SICARDi

Rue Ferdinand-Fabre et Quai du Verdanson

—

1904

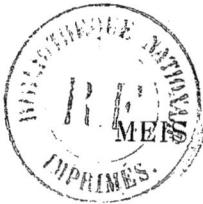

MEIS ET AMICIS

A. CAZAL.

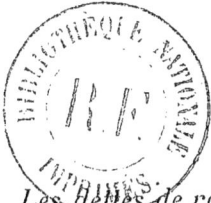

s'affranchit le plus volontiers. Ce n'est certes pas chez les
élèves de la Faculté de Médecine de Montpellier que l'on
peut trouver cette « indépendance du cœur » puisque, dans
toutes les thèses de doctorat, nous trouvons, touchant
avant-propos, les remerciements du candidat à tous les
professeurs dont il a suivi les leçons.

Il nous est particulièrement agréable de nous conformer
à cette tradition et d'exprimer à tous nos Maîtres, sans
exception, nos sentiments de gratitude et de reconnaissance. Et parmi tous ces professeurs, agrégés ou chefs de
clinique, éminents à tant de titres, notre président de
thèse, M. le professeur Estor, qui, dès la première année
de nos études, voulut bien nous accepter comme externe
bénévole, et qui depuis n'a pas cessé de nous aider de ses
gracieux conseils, voudra bien accepter l'assurance de
notre vive reconnaissance et de notre affectueux dévoue-
ment.

Nous remercions aussi particulièrement M. le professeur agrégé Bimar, qui a bien voulu nous communiquer
différentes pièces, dont la reproduction dans notre modeste
travail permet de suivre d'une manière plus complète cette
étude sur la coxalgie.

QUATRE-VINGT-QUATRE CAS

DE

COXALGIE

INTRODUCTION

Pendant ces sept dernières années, nous avons vu soigner dans le service des enfants à l'hôpital Suburbain, environ quatre-vingts coxalgiques. Le traitement qu'on leur a imposé a été l'*immobilisation* dans la gouttière de Bonnet ou dans un appareil plâtré. Pour ces malades, nous connaissions le résultat immédiat, mais qu'étaient-ils devenus ? Savoir quel a été leur sort et connaître les résultats éloignés, voilà ce que nous avons voulu tenter. Aussi, pendant ces derniers temps, avons-nous fait tous nos efforts pour retrouver les traces de ces malades, de façon à vérifier par nous-mêmes les résultats acquis. Nous avons été assez heureux pour en retrouver soixante-six environ, et c'est seulement sur ces observations complétées que nous allons baser nos principales conclusions. Les autres né nous serviront que pour les questions secondaires qui n'ont pas trait au résultat final : étiologie, symptômes, diagnostic.

Il nous a semblé qu'il y avait une lacune à combler : durant ces dernières années, en 1899 en particulier, on a beaucoup discuté sur les meilleurs modes de traitement de la coxalgie.

Bien souvent on a publié les résultats immédiats ; mais personne, à l'exception de Félizet, dont nous parlerons plus tard, ne s'est inquiété de connaître les résultats éloignés.

Le plan de notre thèse est très simple : passer assez rapidement en revue l'étiologie, l'anatomie pathologique, la symptomatologie pour arriver au plus vite au pronostic et au traitement. Dans ce chapitre nous indiquerons le traitement qui doit être employé à chaque période. Nous ne prétendons pas avoir découvert un nouveau mode de traitement, nous dirons simplement ce que nous faisons. Le chapitre principal sera naturellement celui des résultats éloignés desquels dépend le pronostic.

Il y a quelques jours à peine, pendant que nous étions occupé à revoir les coxalgiques qui sont passés dans le service chirurgical des enfants, M. Calot a fait paraître un livre sur la *Technique du traitement de la Coxalgie*. La lecture de cet ouvrage nous a été particulièrement agréable, car, à chaque pas, nous retrouvions les grandes lignes de l'enseignement du professeur Estor. Quelques points, secondaires d'ailleurs, sont différents ; nous nous permettrons de les indiquer. Mais notre but principal, dans les pages qui suivent, n'est pas de critiquer la manière de faire du docteur Calot. Nous n'avons ni l'autorité ni la compétence nécessaire ; nous avons simplement recueilli le plus grand nombre de cas qu'il nous a été possible et nous les avons analysés avec la plus grande sincérité. Nos appréciations étant basées sur des faits, il sera difficile, croyons-nous, de les contredire. Disons dès maintenant que la coxalgie est une maladie très grave, mais qu'elle peut être enrayée par un traitement rationnel, à condition que ce traitement soit appliqué à une époque aussi rapprochée que possible du début de la maladie.

Notre travail étant basé sur des observations, il nous a paru naturel de placer au début les tableaux où elles se trouvent réunies.

TABLEAUX

NUMÉROS · SEXE	ANTÉCÉDENTS Héréditaires	ANTÉCÉDENTS Personnels	DÉBUT	Age	Date	Période	État Général	Lésions concomitantes	ABCÈS	TRAITEMENT	IMMOBILISATION Début	Cessation	Durée	RÉSULTATS	Raccourcissement	GUÉRISON Date	État du Membre	MORT Date	Cause
1 F	»	»	Nov. 92	9 1/2	12 nov. 96	II Droit	Mauvais	Tumeur blanche suppurée du coude gauche.	»	30 nov. 96. Résection du coude.	»	»	2 ans envir.	»	»	»	»	4 janv. Cachexie bacill.	
2 M	»	Variole	2 mai 96 chute	14	20 nov. 96	III Gauche	»	Abcès à la cuisse en juin 96 qui s'est ouvert.	Oui	Silicaté. 21 oct. 96. Excision et curettage de trajets fistuleux. 25 nov. 96. Evidement du grand trochanter.	Déc. 96	14 août 97	9 mois	»	»	»	»	»	
3 M	Un frère mort en bas âge d'entérite	»	20 juin 95	8	14 déc. 96	II D	»	»	Oui	Plâtré. 16 déc. 96. Redressement. 1903. Deux abcès.	16 déc. 96	Octob. 97	9 mois	1904. Trajets fistuleux, boîterie accentuée.	»	»	»		
4 M	Père mort de mort violente. Mère et 2 frères bien portants.	»	Nov. 95	6 1/2	4 nov. 96	II G	Très bon	»	»	Silicaté.	29 nov. 96	?	?	»	»	»	»		
5 M	Père mort probablement bacillaire Mère et 2 sœurs bien portantes.	»	Oct. 96	5	3 nov. 96	I D	»	»	»	Silicaté.	Déc. 96	Janv. 97	1 mois	»	?	?	?		
6 M	»	»	1888	12	26 mars 97	III D	»	Trajets fistuleux, suppuration très abondante.	Oui	30 mars 97. Ablation du grand trochanter et du col du fémur. 29 nov. 97. Ouverture d'un abcès.	»	»	»	28 nov. 98	0,08	»	»		
7 F	»	»	Mars 96	12	28 mars 97	II G	Bon	»	»	Gouttière de Bonnet.	10 avr. 97	22 fév. 98	10 mois	»	»	»	»		
8 M	»	»	Juin 94 chute	8	9 juin 97	II D	Très bon	»	Oui	Silicaté. 1 juill. 97. Redressement.	1 juill. 97	1 oct. 97	»	12 mars 1900. Racc. 0,04. Trajets fistuleux.	0,09	1904	Ankylose		

NUMÉROS - SEXE	ANTÉCÉDENTS Héréditaires	ANTÉCÉDENTS Personnels	DÉBUT	ENTRÉE A L'HOPITAL					ABCÈS	TRAITEMENT	IMMOBILISATION			RÉSULTATS	Raccourcissement	GUÉRISON		MORT
				Age	Date	Période	État Général	Lésions concomitantes			Début	Cessation	Durée			Date	État du Membre	Date et Cause
9 M	"	Rougeole	Janv. 96 Chute	13	19 juin 97	III G Allonge-ment réel du membre malade de 0.03	Bon	"	Oui	30 juin 97. Résection de la face externe du gr. trochanter. 17 nov. 97. Ablation d'un séquestre. 2 fév. 98 et déc. 99. Curettage.	"	"	"	Déc. 99	0,08	"	"	"
10 M	Un frère mort de bronchite bacillaire	"	Juin 97	3	20 juil. 97	II G Pas de rot. en dehors.	Assez bon	"	"	Gouttière de Bonnet.	6 oct. 97	juill. 98	10 mois	"	00	1904	Ankylose en rectitude.	"
11 M	"	"	Déc. 97 Chute	4	30 mai 98	II D	Très bon	"	"	1er juillet 98. Redressement. Gouttière de Bonnet.	1 juil. 98	24 janv. 01	2 ans et 6 mois	Fév. 1901 Ankylose en rectitude	0,01	"	"	"
12 M	Père mort tuberculeux.	"	Janv. 98	9	3 juin 98	III D	Assez bon	"	Oui	11 juin 98. Silicaté. 3 juil. 98. Drainage d'un abcès qui s'est ouvert spontanément.	11 juin 98	12 août 99	1 an et 2 mois	Janv. 1900 Ankylose en rectitude	0,02	"	1904, l'enfant boite beaucoup, ne souffre pas.	"
13 F	"	Rougeole à 2 ans.	11 août 97	12	4 juin 98	III	Bon	"	Oui	Plâtré. 22 juin 98. Ponction, injection d'éther.	22 juin 98	1 oct. 98	4 mois	"	"	"	"	"
14 M	"	"	16 fév. 98	14	27 juin 98	II G	Bon	"	Oui	Silicaté. 10 janv. 99. Ponction, injection d'éther. 8 mars 99. Incision et curettage 27 juin 99. Débridements. drainage.	29 juil. 98	Oct. 98	"	"	0,06	1904	Ankylose totale en rectitude, mais légère rotation en dedans.	"
15 M	"	"	Oct. 97	7	21 juil. 98	II D	Excellent	"	Oui	Silicaté. 28 oct. 99. Curettage et drainage.	21 juil. 98	en 1902	2 ans	"	0,06	1904	Ankylose en flexion, encore quelques trajets fistuleux.	"
16 M	"	Juin 98 typhoïde	98	11	21 août 98	II D	Mauvais	"	"	Plâtré.	1 sept. 98	"	très peu de temps	"	"	1904	Ankylose en mauvaise pos. boite beaucoup	"

NUMÉROS - SEXE	ANTÉCÉDENTS Héréditaires	ANTÉCÉDENTS Personnels	DÉBUT	ENTRÉE A L'HOPITAL Age	Date	Période	État Général	Lésions concomitantes	ABCÈS	TRAITEMENT	IMMOBILISATION Début	Cessation	Durée	RÉSULTATS	Raccourcissement	GUÉRISON Date	État du Membre	MORT Date et Cause
17 M	»	»	†	4	2 sept. 98	III D	Mauvais	»	»	21 sept. 98. Redressement. Silicaté.	21 sept. 98	17 avril 99	7 mois	»	»	»	»	»
18 F	Une sœur morte des suites d'une tumeur blanche du genou.	»	1895 chute	7	8 sept. 98	III G	Bon	»	Oui	Gouttière de Bonnet, ponction et injection.	3 oct. 98	Janv. 00	1 an et 4 mois	Janvier 00 Racc. 0,01	0,03	1904	Ankylose totale en bonne position, marche depuis 3 ans, bon état général.	»
19 F	»	à 4 ans rougeole	Juill. 98	12	12 oct. 98	III G Rotation en dehors	Mauvais	»	Oui	20 oct. 98. Incision d'un abcès, silicaté. 23 mars 99. Evidement du grand trochanter.	26 oct. 98	»	»	»	»	»	»	Avril 99 Meningite tubercul.
20 M	»	»	4 oct. 97	4	14 nov. 97	II D	Bon	Tumeur blanche du genou gauche.	Oui	Gouttière de Bonnet, incision de l'abcès.	29 nov. 98; 3 sept. 99	Mai 99; Mai 03	6 mois; 4 ans et 8 mois	»	0,01	1904	Ankylose totale en rectitude, mais avec rotat. en ded. marche bien.	»
21 F	»	à 3 ans rougeole	Nov. 97	10	18 nov. 98	III	Médiocre	»	Oui	Silicaté. Ponction et injection.	18 nov. 98	Août 99	9 mois	»	0,04	1904	Ankyl. totale en bonne position, marche très bien.	»
22 M	»	»	Nov. 97	8	11 nov. 98	II D	Bon	»	»	Silicaté.	22 nov. 98	Déc. 99	1 an	»	0,00	1904	Pas d'ankylose. marche très bien.	»
23 F	Père mort bacillaire, 1 frère bacillaire.	Juill. 98 Péritonite bacillaire. Janv. 98 Abcès froid	Janv. 99 chute	11	Janv. 99	I G	Assez bon	»	»	Silicaté.	15 janv. 99	15 mars 00	1 an et 3 mois	Mars 00 Racc. 0,04	0,04	1904	Ankyl. totale en bonne position, marche, mais état général laisse à désirer.	»
24 F	»	»	Janv. 98	6 1/2	Mars 98	I G	»	»	Oui	Gouttière de Bonnet 24 janv. 1900. Ponction et inject. d'éther.	22 mars 98	21 avril 00	1 an et 2 mois	»	0,02	1904	Ankyl. totale en bonne position. Marche très bien depuis 4 ans.	»
25 M	»	»	Mars 96	15	96	II G	»	»	«	Gouttière de Bonnet	Oct. 96	Juin 98	1 an et 8 mois	»	0,01	1904	Ankyl. totale en bonne position. Marche très bien.	»

NUMÉROS - SEXE	ANTÉCÉDENTS Héréditaires	ANTÉCÉDENTS Personnels	DÉBUT	ENTRÉE A L'HOPITAL						TRAITEMENT	IMMOBILISATION			RÉSULTATS	Raccourcissement	GUÉRISON		MORT Date et Cause
				Age	Date	Période	État général	Lésions concomitantes	ABCÈS		Début	Cessation	Durée			Date	ÉTAT du Membre	
26 M	»	»	Déc. 98	10	14 mars 00	II G	»	»	Oui	Gouttière de Bonnet. 24 mars 00. Ponction, injection d'éther.	Fév. 99	»	»	»	»	»	»	14 mars 00 Injection de Naphtol camphré
27 F	Une sœur morte de tuberculose pulmonaire.	Coqueluche	en 1897	14	13 janv. 99	II	»	»	Oui	Gouttière de Bonnet. Juin 00. Ponction, injection d'éther. Juil. 00. Idem.	17 janv. 99 Janv. 02	4 déc. 00 Oct. 03	2 ans 1 an et 10 mois	»	0,08	1904	Ankylose tot. en rectitude, marche très bien depuis 7 mois.	»
28 M	»	»	Janv. 99 chute	9	8 avril 99	II G Luxation spontanée	Mauvais	»	Oui	19 av. 99. Redressement, silicaté. 8 oct. 99. Drainage et curettage. 10 nov. Idem. 2 déc. 99. Id. et extirpation d'un séquestre.	»	»	»	»	»	»	»	Déc. 99 Dégénérescence amyloide du rein.
29 F	»	»	Fév. 99 chute	10 1/2	1 mai 99	I G	Bon	»	»	Silicaté.	5 mai 99	Juill. 02	2 ans et 2 mois	»	0,02	1904	Pas d'ankylose marche depuis deux ans. État général excellent.	»
30 M	Père a eu une pleurésie en 1902.	»	1894	9	28 mars 99	III D	Bon	»	Oui	31 mai 99. Redressement, silicaté. 25 déc. 99. Incision et drainage. 22 mars 00. Id. et curettage de la tête fémorale.	31 mai 99	Sept. 99	4 mois	»	0,05	1904	Ankylose en bonne posit. mais douleur quand il fatigue et à la pression sur l'articulation.	»
31 M	»	»	Mars 99	12	3 sept. 99	III Abduction très forte	Bon	»	Oui	Extension continue au lit du..... Silicaté, ponction et injection.	1 mai 99 Août 99	Août 99 Nov. 99	3 mois 4 mois	»	0,06	1904	Ankylose totale en bonne position.	»
32 M	»	»	†	3	24 oct. 99	III	«	»	Oui	26 oct. 99. Incision et drainage. 10 fév. 00. Extirpation de 3 séquest.	»	»	»	»	»	»	»	»
33 M	»	A 9 ans typhoïde	Août 96	12	28 nov. 09	II	»	Sommet gauche est atteint	Oui	Gouttière de Bonnet. 23 mai 00. Ponction, injection.	29 nov. 99	Août 1901	1 an et 9 mois	»	0,08	1904	Ankylose totale en rectitude, marche très bien depuis 1901.	»

NUMÉROS - SEXE	ANTÉCÉDENTS Héréditaires	ANTÉCÉDENTS Personnels	DÉBUT	Âge	Date	Période	État Général	Lésions concomitantes	ABCÈS	TRAITEMENT	Début	Cessation	Durée	RÉSULTATS	Raccourcissement	Date	État du Membre
34 F	»	à 1 an typhoïde	Août 99	9	9 déc. 99	III	Mauvais	»	Oui	12 déc. 99. Résection de la tête fémorale.	»	»	»	»	»	»	»
35 M	»	à 2 ans rougeole	Mai 98	3 1/2	1 fév. 00	III G	»	»	Oui	Gouttière de Bonnet 1 mars 00. Ponction et injection	1 févr. 00	»	»	»	»	»	»
36 M	Père mort aliéné	»	Déc. 99	13	6 mars 00	I G	»	»	»	Gouttière de Bonnet	6 mars 00	»	»	»	»	»	»
37 M	»	»	Mars 00	3	20 mars 00	I	»	»	»	Silicaté	24 avril 00	20 nov. 02	2 ans et 7 mois	Novembre 02 Racc. 0,02	0,04	1904	Ankylose totale en rectitude, rotation en dedans. Marche tr.bien depuis 2 ans
38 M	»	»	Oct. 98	7 1/2	29 mars 00	III D rotation en dehors	»	»	Oui	Silicaté 29 mars 00. Curettage du col	»	»	Au début p. 9 mois	»	»	»	»
39 F	»	»	1898	9	15 mai 00	II G abduction extrême	Bon	Tumeur blanche du genou droit	»	15 mai 00. Ostéotomie sous-trochantérienne. Silicaté.	15 mai 00	»	Très peu de temps	»	0,08	1904	Ankylose à angle droit en rot. en dehors N'a plus rien ressenti
40 F	Père probablement bacillaire	»	Avril 00 chute	4	23 juin 00	I G	Médiocre	Tuberculose pulmonaire	»	Silicaté	23 juin 00	»	»	»	»	»	»
41 F	»	»	Janv. 00	4	23 juin 00	II G	»	»	»	Gouttière de Bonnet	23 mars 00	Octob. 02	2 ans et 7 mois	Janvier 02 Racc. 0,02	0,05	1904	Ankylose totale en bonne position Marche tr.bien depuis 2 ans
42 F	Père probablement bacillaire	»	Rougeole 1898 chute	6 1/2	6 août 00	II D	»	»	»	Silicaté	7 août 00	Févr. 02	1 an et 7 mois	»	0,03	1904	Ankylose totale en bonne position. Marche depuis plus d'un an.

ANTÉCÉDENTS Héréditaires	ANTÉCÉDENTS Personnels	DÉBUT	ENTRÉE A L'HOPITAL					ABCÈS	TRAITEMENT	IMMOBILISATION			RÉSULTATS	Raccourcissement	GUÉRISON		MORT Date et Cause
			Âge	Date	Période	État Général	Lésions concomitantes			Début	Cessation	Durée			Date	État du Membre	
Père et mère morts bacillaires.	»	1890	14	11 nov. 00	III	Assez bon	»	Oui	13 nov. 00. Curettage des trajets. 26 nov. 00. Incision et drainage d'un autre abcès	»	»	2 mois	»	»	»	»	»
»	»	Juin 00	?	8 nov. 00	III	»	»	»	Gouttière de Bonnet	»	»	»	»	»	»	»	»
»	En 1899 typhoïde	Avril 00	8	7 mai 00	III	Médiocre	»	Oui	Gouttière de Bonnet Ponction et incision d'un abcès	8 mai 00 ?	Août 00 ?	4 mois 5 mois	Nov. 00 Plusieurs abcès	?	1904	Pas d'ankylose l'abcès coule toujours	»
»	»	1896	5	17 déc. 00	III D Rotation en dehors	Bon	»	Oui	21 déc. 00. Redressement silicaté 30 mai 03. Ponction et injection d'éther	21 déc. 00	Sept. 01	9 mois	»	0,085	1904	Ankylose totale à angle dr. Douleur à la pression sous la tête fémorale	»
»	Rougeole	Février 00	5	Fév. 01	II D	»	»	»	1 fév. 01. Redressement. Gouttière de Bonnet	»	»	»	»	»	»	»	»
»	Rougeole	Août 00	3 1/2	23 fév. 01	II G	»	»	Oui	Gouttière de Bonnet	25 fév. 01	Sept. 02	1 an 6 mois	»	0,02	1904	Ankylose totale en bonne position. Marche depuis un an.	»
1 frère coxalgique	»	1895	14	17 juin 01	III G Rotation en dehors Luxation	Très bon	»	Oui	Ponction et injection d'éther	»	»	»	Janv. 01 Racc. 0.06	»	»	»	»
»	»	1899	8	17 juin 01	II D	Bon	»	»	24 juin 01. Redressement	»	»	»	»	»	»	»	»

NUMÉROS - SEXE	ANTÉCÉDENTS Héréditaires	ANTÉCÉDENTS Personnels	DÉBUT	ENTRÉE A L'HOPITAL					DÉCÈS	TRAITEMENT	IMMOBILISATION			RÉSULTATS	Raccourcissement	GUÉRISON		
				Age	Date	Période	État Général	Lésions concomitantes			Début	Cessation	Durée			Date	État du Membre	
51 F	»	»	Juill. 00	11	3 juill. 01	II D	Mauvais	»	»	Silicaté.	5 juill. 01	»	»	»		»	»	13 Mé ta.
52 F	»	»	Avril 01	3 1/2	25 sept. 01	II	Assez bon	»	»	Silicaté.	23 sept. 01			»		»	»	Se Bro pne
53 M	»	entérite	Sept. 01	2 1/2	9 oct. 01	II D	»	»	»	Silicaté.	9 oct. 01 8 févr. 04	12 oct. 02	1 an	en traitement				
54 M	Mère morte tuberculeuse.	»	Sept. 01	5	19 oct. 01	II	Mauvais	»	»	Silicaté.	22 oct. 01	Oct. 02	1 an		0,01	1944	Pas d'ankylose marche très bien depuis 1 an. État général excell.	
55 F	Père mort bacillaire.	»	Mai 01	4	25 nov. 01	II	Assez bon	Tuberculose pulmonaire.	Oui	Gouttière de Bonnet Abcès incisé	29 nov. 01 Mai 03	10 nov. 02	1 an	en traitement	»	»	
56 F	»	à 2 ans rougeole	Sept. 01	6	18 déc. 01	II D	Mauvais	»	»	Silicaté. 28 mars 02 : Redressement.	20 déc. 01	»	»	en traitement	»	»	»	
57 M	»	»	Janv. 01	7	3 janv. 02	II D	»	»	Oui	Gouttière de Bonnet 30 nov. 03: Ponction et injection d'éther.	3 janv. 02	?	?	»	»	»	
58 F	»	»	Janv. 02	11	5 mars 02	II G	»	»	»	Silicaté.	7 mars 02	27 sept. 03	1 an et 6 mois		0,03	1904	Plus de douleurs. Ankylose totale en bonne posit.	

NUMÉROS - SEXE	ANTÉCÉDENTS Héréditaires	ANTÉCÉDENTS Personnels	DÉBUT	ENTRÉE A L'HOPITAL					ABCÈS	TRAITEMENT	IMMOBILISATION			RÉSULTATS	Raccourcissement	GUÉRISON		MORT Date et Cause
				Age	Date	Période	État général	Lésions concomitantes			Début	Cessation	Durée			Date	État du Membre	
59 M	»	»	25 déc. 01	2	Mars 02	II D	»	»	»	28 mars 02. Redressement. Gouttière de Bonnet	28 mars 02	Déc. 03	1 an et 9 mois	»	0	1904	Ankylose totale	»
60 61 M	Père mort probablement bacillaire.	»	Févr. 02	10	3 avril 02	II G	»	»	»	Silicaté.	Mars 02	Juin 02	3 mois	»	»	1904	N'est pas guéri	»
61 F	»	»	Avril 01	6 1/2	3 avril 02	II	Médiocre	»	Oui	»	»	»	très peu de temps	»	»	1904	Nombreux abcès N'est pas du tout guérie	»
62 M	»	»	Nov. 01	9	Août 02	III G	»	»	Oui	5 août 1902. Redressement. Gouttière de Bonnet	5 août 02	Nov. 02	3 mois	»	»	1904	Trajets fistuleux	»
83 M	»	»	Juin 02	14	Août 1902	II G	»	»	»	Silicaté	18 août 02	15 août 03	1 an	»	0,05	1904	Ankylose totale en bonne position. Marche depuis avril 03.	»
64 F	»	»	1902	7	3 sept. 02	I G	»	»	»	Gouttière de Bonnet	3 oct. 02	?	?	»	»	»	»	»
65 M	»	»	?	5 1/2	28 oct. 02	II G	»	»	»	Gouttière de Bonnet	15 nov. 02	»	»	En traitement	»	»	»	»
66 M	»	»	»	9 1/2	24 nov. 02	III D	»	»	Oui	26 nov. 02. Ponction et injection d'éther. Silicaté.	26 nov. 02	»	»	En traitement	0,04	»	»	»

| NUMÉROS - SEXE | ANTÉCÉDENTS Héréditaires | ANTÉCÉDENTS Personnels | DÉBUT | ENTRÉE A L'HOPITAL | | | | | ABCÈS | TRAITEMENT | IMMOBILISATION | | | RÉSULTATS | Raccourcissement | GUÉRISON | | MORT Date et Cause |
				Âge	Date	Période	État Général	Lésions concomitantes			Début	Cessation	Durée			Date	État du Membre	
67 M	»	»	Juin 02	7	27 nov. 02	II G	Mauvais	»	Oui	Silicaté 17 juil. 03. Ponction et injection d'éther	23 nov. 02	»	»	En traitement	»	»	»	»
68 M	»	»	Mai 02 chute	6 1/2	7 juin 02	II D	Bon	»	»	Silicaté	7 juin 02	Avril 04	1 an et 10 mois	»	0,02	1904	Ankylose totale en bonne position	»
69 F	»	»	Avril 03	3	13 mai 03	II G	Mauvais	»	Oui	Gouttière de Bonnet 18 nov. 03. Ponction et injection d'éther	13 mai 03	»	»	»	»	»	»	24 déc. 03 Méningite bacillaire
70 F	»	»	Juin 02	8 1/2	23 juin 03	II D	Bon	»	Oui	17 sept. 03. Ponction et injection d'éther Silicaté	17 sept. 03	»	»	En traitement	»	»	»	»
71 M	Père et mère morts de tuberculose pulmonaire. 1 sœur morte de tuberculose locale.	»	Octob. 02	2	21 oct. 03	II D	»	Tuberculose pulmonaire	»	Silicaté	18 nov. 03	»	»	»	»	»	»	8 févr. 04 Méningite bacillaire
72 F	»	A 4 ans typhoïde	Mars 02	13	9 nov. 03	III D	Bon	»	»	Silicaté	26 nov. 03	»	»	»	»	»	»	»
73 M	»	»	Nov. 03	6 1/2	16 janv.04	I G	»	»	»	Gouttière de Bonnet	28 janv.04	»	»	En traitement	»	»	»	»
74 F	»	»	Août 03	4	Janv. 04	II	»	»	»	Gouttière de Bonnet	28 janv.04	»	»	En traitement	»	»	»	»
75 M	»	»	Janv. 04	3 1/2	3 févr. 04	II	»	»	»	Silicaté	3 févr. 04	1	?	»	»	»	»	»

NUMÉROS - SEXE	ANTÉCÉDENTS Héréditaires	ANTÉCÉDENTS Personnels	DÉBUT	ENTRÉE A L'HOPITAL					
				Age	Date	Période	État Général	Lésions concomitantes	ABCÈS
76 F	»	»	Janv. 02	4	1 fév. 02	II	Mauvais	»	»
77 F	»	»	Mars 03	6	Mars 04	I G	Mauvais	»	Oui
78 F	»	»	Sept. 02	3 1/2	Sept. 02	I G	»	»	»
79 M	Un enfant mort il y a 2 ans de péritonite tuberculeuse.	»	1897	20	Avril 04	»	Bon	»	Oui
80 F	»	»	1899	7 1/2	»	»	»	»	»
81 F	Père mort tuberculeux	»	Sept. 97	5	1 avril 98	II	»	»	Oui
82 F	»	»	Avril 03	10	Mai 04	III D	Très bon	»	Oui
83 M	»	»	Juin 01	»	»	II	Médiocre	»	Oui
84 M	»	Pleurésie en sept. 00	Fév. 02	»	Avril 02	II	Excellent	»	Oui

TRAITEMENT	IMMOBILISATION			RÉSULTATS	Raccourcissement	GUÉRISON		MORT Date et Cause
	Début	Cessation	Durée			Date	État du Membre	
Silicaté	1 fév. 02	»	»	»	»	»	»	Mai 02 Méningite bacillaire
Gouttière de Bonnet 01. Abcès s'est ouvert spontanément.	Août 03	»	»	En traitement	»	»	»	»
Gouttière de Bonnet	Sept. 02 Sept. 03	Déc. 02	4 mois	En traitement	«	»	»	»
N'a jamais été traité	»	»	»	»	0,08	1904	Deux trajets fistuleux	»
Gouttière de Bonnet	Oct. 1901	Oct. 03	2 ans	»	0,025	1904	Ankylose en bonne position	»
Gouttière de Bonnet Ponction et injection d'éther	1 avril 98	Avril 01	3 ans	»	0,00	1904	Pas d'ankylose, marche très bien depuis janv. 01	»
Abcès ouvert spontanément	Mai 04	»	»	En traitement	»	»	»	»
Gouttière de Bonnet 15 mai 03. Ponction et injection.	Juin 01	26 mai 04	3 ans	»	0,02	Mai 04	Ankylose en bonne position	»
Gouttière de Bonnet 5 déc. 02. Incision, curettage	4 mai 02	24 mars 04	1 an et 10 mois	»	0,02	Mars 04	Ankylose totale en bonne position Légère rotation en dedans	»

CHAPITRE PREMIER

DÉFINITION

La *coxalgie* est une affection tuberculeuse de l'articulation de la hanche qui a une prédilection marquée pour le jeune âge. Mais la dénomination de coxalgie, par suite d'une confusion fâcheuse, a servi à caractériser d'autres arthrites relevant de causes bien différentes. C'est contre cette confusion que s'est élevé le professeur Lannelongue en voulant qu'on donnât à l'arthrite tuberculeuse de la hanche le nom de coxo-tuberculose, en réservant le terme de coxalgie pour cet ensemble douloureux que Brodie décrivit si bien sous le nom de coxalgie hystérique. Les autres processus morbides de cette même articulation devant être désignés par le mot *arthrite* suivi du nom de la maladie qui l'a causée : arthrite rhumatismale, arthrite traumatique.

Disons encore que cette maladie avait déjà reçu plusieurs autres noms: Dupuytren (luxation symptomatique), Brodie (affection scrofuleuse de la hanche) ; Boyer (luxation spontanée) ; Larrey (fémoro coxalgie), et bien d'autres que l'on trouvera indiqués à l'index bibliographique.

Mais, malgré la grande autorité de M. le professeur Lannelongue et les excellentes raisons qui lui ont fait adopter la dénomination de coxo-tuberculose, le nom de coxalgie a survécu et, à l'heure actuelle, ce nom est couramment employé pour désigner la tuberculose de l'articulation coxo-fémorale. Donc, si pour nous conformer à l'usage courant, nous avons placé en tête de cet ouvrage le nom de coxalgie, qu'il soit bien entendu que la maladie dont nous allons nous occuper n'est autre que l'affection causée par la localisation du bacille de Koch sur l'articulation de la hanche.

CHAPITRE II

ETIOLOGIE

Puisqu'il est d'usage de commencer l'étude des maladies par un chapitre d'étiologie, nous allons étudier tout
d'abord les conditions étiologiques principales de la coxalgie. Nous passerons en revue les causes généralement
acceptées et, en les comparant avec les résultats fournis
par nos statistiques, nous verrons si les facteurs qui ont
été le plus souvent invoqués se retrouvent dans nos
observations, dans quelles proportions ils ont été notés
et si leur influence a été aussi grande que ce qu'on l'a
dit jusqu'à aujourd'hui.

Age. — Si, comme on l'entend habituellement, nous
appelons *enfance* les quinze premières années, nous voyons
que la coxalgie est très fréquente à cette période de la vie.
Plus tard, les statistiques nous font défaut pour apprécier
sa fréquence. Pour l'âge adulte nous ne connaissons, en
effet, que celle de Dauvé, mais elle ne porte que sur l'ar-
mée. Dans tous les cas, nous ralliant à l'opinion générale,
en particulier à celle de Michel Gangolphe (*Path. ext.* de
Le Dentu et Delbet), nous pouvons dire qu'à cette période
la coxalgie est très rare. Dans la vieillesse elle est exceptionnelle et, si l'on porte parfois chez certains malades

3

très âgés le diagnostic de coxalgie, il est permis de croire que l'on désigne par ce terme une autre affection qui est l'arthrite déformante : le *morbus coxæ senilis*.

Quoi qu'il en soit, tout le monde est d'accord pour admettre que la coxalgie, très fréquente dans l'enfance, dans le bas âge en particulier (Kirmisson), est rare à l'âge adulte et exceptionnelle dans la vieillesse.

Mais dans ces quinze années qui composent l'enfance n'y a-t-il pas une période pendant laquelle les enfants sont plus souvent atteints ?

Et d'abord, existe-t-elle pendant la vie intra-utérine ? Lannelongue, malgré les observations de Broca, Verneuil, Morel-Lavallée, Padieu, se refuse à le croire. « La rapidité, dit-il, avec laquelle ont évolué ces maladies est contraire à l'idée d'une arthrite tuberculeuse, et, de plus, ces observations ne signalent aucune des altérations propres à la coxo-tuberculose. »

Avant un an quelques cas ont été vus : Crocq en a observé à l'âge de neuf mois ; Brodie à un an. Lannelongue en trois ans en a diagnostiqué trois cas. Il nous est donc permis de dire que pendant la vie intra-utérine comme pendant la première année de la vie, la coxalgie n'existe pas ou du moins est exceptionnelle.

Lannelongue, d'après une statistique de 100 cas, donne le tableau suivant :

1 à 2 ans.	5 cas
2 à 5	20
5 à 10	54
10 à 15	21

Pour Lannelongue comme pour Gangolphe et Kirmisson, le maximum de fréquence se placerait entre 5 et 10 ans.

Cazin, sur 80 cas relevés à Berck-sur-Mer de 1869 à 1876, donne le maximum entre 6 et 9 ans ; Piéchaud, de 2 à 7 ans.

Nous nous rapprochons de ces deux dernières opinions, surtout si l'on songe que Cazin a pris comme base de ses relevés l'âge de l'enfant à son entrée à l'hôpital et non celui de l'enfant au moment du début de la maladie.

Sur le tableau ci-dessous, où la ligne horizontale indique le nombre de coxalgiques et la ligne verticale l'âge auquel a débuté la maladie, on voit tout de suite que dans notre région le maximum de fréquence a lieu entre 3 et 5 ans, et plus particulièrement à l'âge de 5 ans.

Tableau A   Fréquence de la coxalgie par rapport à l'âge

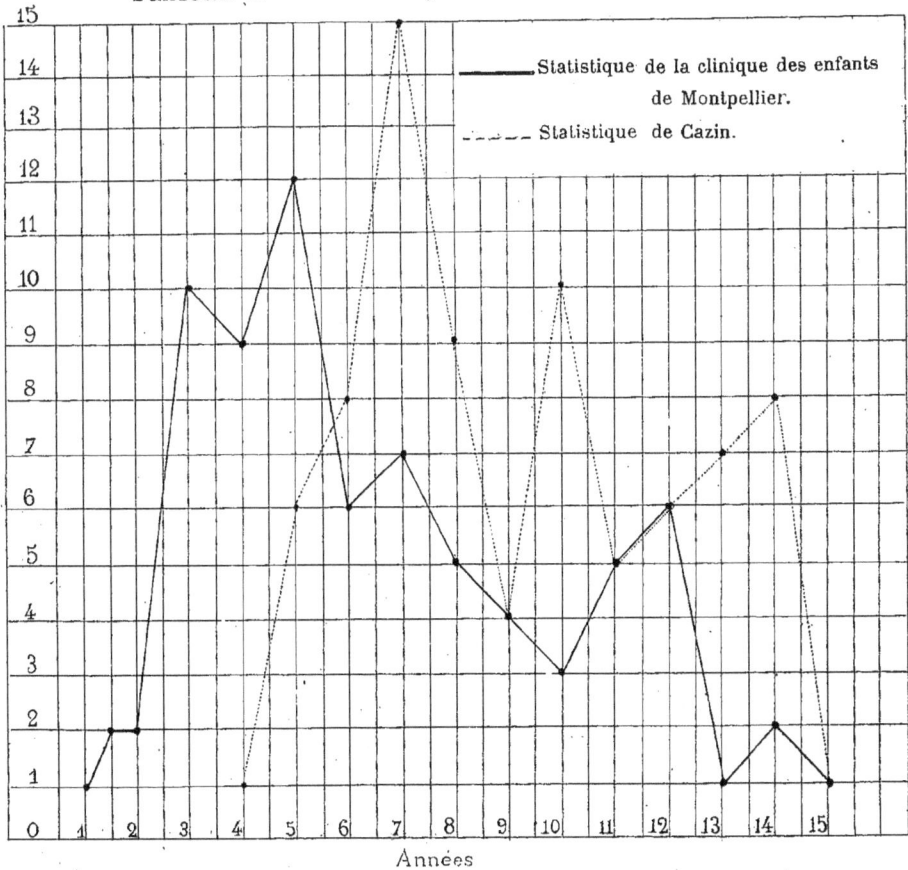

——————— Statistique de la clinique des enfants de Montpellier.

_ _ _ _ _ _ Statistique de Cazin.

Années

SEXE. — Les auteurs sont loin d'être d'accord sur l'influence du sexe. Van der Haar, Crocq, affirment que le sexe féminin serait de beaucoup le plus atteint. Maisonneuve dit que les deux sont également frappés. Enfin, pour Lannelongue, le sexe masculin l'emporte d'un cinquième : sur 100 cas il trouve 57 garçons pour 43 filles. Cazin donne 46 garçons pour 34 filles. Dans notre statistique nous trouvons 50 garçons et 34 filles, ce qui, rapporté à 100, nous donne 60 °/₀ pour le sexe masculin, 40 pour le sexe féminin. D'une manière générale on peut dire que dans notre région les garçons sont une fois et demie plus atteints que les filles. Doit-on admettre, pour expliquer cette différence, que les garçons, plus turbulents que les filles, sont beaucoup plus que celles-ci exposés aux traumatismes? Peut-être ; et cela nous amène à étudier l'influence du traumatisme.

TRAUMATISME. — Dans la plupart de nos observations, les parents ont indiqué comme début de la maladie un traumatisme. Mais ce n'est que dans *onze* de nos observations que nous trouvons un traumatisme assez violent et assez rapproché du début pour pouvoir être incriminé. Bouchard, Duplay et Reclus indiquent comme cause étiologique importante un traumatisme ayant intéressé la hanche directement ou indirectement. J.-L. Petit enseignait que toutes les arthrites tuberculeuses étaient d'origine traumatique. Sabatier, F.-D. Larrey, Boyer, avaient aussi la même opinion. Bouvier, à la Société de chirurgie en 1865, a énoncé le même fait. Weelhouse et Sayre (de New-York), en 1887, professaient, eux aussi, l'origine traumatique des arthrites fongueuses.

Entre ces deux courants d'idées, Verneuil, plus éclectique, prétendait qu'une arthrite traumatique n'est le début d'une coxalgie que si le sujet est d'avance prédisposé à la tuberculose. Pour confirmer cette opinion nous pouvons rappeler les expériences de Max Schüller inoculant la tuberculose à un lapin et, après lui avoir traumatisé les articulations, voyant se produire en ces régions des localisations bacillaires. Lannelongue, commentant l'opinion de Verneuil, a dit : «Si le sujet n'est que scrofuleux, c'est-à-dire, comme le prétend Verneuil, n'est qu'un sujet prédisposé à la tuberculose, cela ne suffit pas : le traumatisme ne portant pas avec lui le germe tuberculeux ne peut créer une lésion bacillaire là où la tuberculose n'existe pas. Autre chose serait si le sujet était véritablement tuberculeux ; mais dans ce cas que de tuberculeux qui ont eu une entorse, une fracture, un rhumatisme quelconque et qui ont été guéris sans difficultés!»

Pour nous, nous soutiendrons une autre opinion : la coxalgie est une maladie à marche extrêmement lente et insidieuse. Pendant une longue période le malade ne se doute de rien ; mais si, par le fait d'une cause quelconque, la marche de la maladie est activée, on voit peu après apparaître la douleur et la claudication. Dès lors il serait facile de comprendre l'influence du traumatisme qui, sans créer la maladie, ne ferait qu'en activer l'évolution.

Pour confirmer cette opinion, qu'on me permette de citer une partie de l'observation du n° 21 : « En décembre 1897, le début s'est manifesté par de la claudication qui est allée en s'exagérant. Cette boiterie n'empêchait pas l'enfant de marcher et ne le faisait nullement souffrir, lorsque, en février 1898, il reçut un coup sur le membre malade. Depuis lors il dut garder le lit, à cause des douleurs qu'il ressentait. »

C'est d'ailleurs ce que nous retrouverons plus tard quand nous dirons qu'un des inconvénients du redressement forcé est parfois de réveiller un processus morbide qui semblait éteint et de causer une aggravation de la maladie (Gibney).

Mais à côté de ce traumatisme, en général unique et que nous pourrions appeler physique, il en est un autre auquel nous donnerons le nom de physiologique. « C'est celui qui résulte de la résistance incessante que doit opposer au poids du corps dans les conditions les plus diverses de la marche, de la course et du saut, l'épiphyse fémorale en pleine activité nutritive. » (Lannelongue)

Vascularisation épiphysaire. — En même temps que le traumatisme, il faut admettre comme facteur étiologique important, la riche vascularisation de l'épiphyse fémorale. Le terme de vascularisation nous remet en mémoire la loi d'Ollier. « Dans les os longs la tuberculose se localise de préférence au niveau de l'épiphyse qui agit le plus dans l'accroissement .» Or, dans le jeune âge (époque où se développe le plus souvent la coxalgie), le cartilage de conjugaison de l'extrémité supérieure du fémur très épais, est le siège d'une vascularisation intense, car il préside non seulement à l'allongement de l'os, mais encore à l'accroissement de la tête et du col dans leurs trois dimensions.

Dans l'articulation de la hanche ces deux conditions : traumatisme et vascularisation se trouvent réunies.

En résumé : le traumatisme physique ne crée pas la coxalgie, il en active simplement la marche ou, tout au moins, il permet à la tuberculose de se localiser. Le traumatisme physiologique s'ajoute à la vascularisation de l'épiphyse supérieure du fémur, pour faire de l'articulation coxo-fémorale un point d'élection pour la localisation de la tuberculose.

Quelques lignes plus haut, nous avons cité Verneuil disant : « Le traumatisme n'est le début d'une coxalgie que sur un enfant prédisposé à la tuberculose. » C'est donc le moment d'étudier l'influence dè l'hérédité. Jusqu'à présent, l'opinion admise est qu'on peut naître tuberculeux, mais surtout tuberculisable (Roger, *Introduction à la médecine*).

HÉRÉDITÉ. — Pour combien de maladies n'a-t-on pas indiqué cette cause étiologique ? Dans les divers ouvrages que nous avons consultés, que de fois n'avons-nous pas vu mentionner ce facteur au chapitre de la pathogénie ! Il est certain que, pour quelques-uns de nos malades, nous avons pu affirmer la tuberculose du père ou de la mère, mais ils sont en petit nombre comparés à ceux nés de parents dépourvus de toute tare. Voici, d'ailleurs, un tableau à ce sujet :

Père ou mère sûrement bacillaires 9
— douteux. 6
— bien portants. 53

Lannelongue a écrit : « Lorsqu'on recherche les antécédents de famille, on apprend fréquemment qu'il existe des traces de tuberculose. » Kirmisson est du même avis : « La plus grande part, dans l'étiologie, doit être faite à l'hérédité, non qu'on retrouve chez les antécédents ou les collatéraux la coxalgie, mais très souvent, les enfants atteints de coxo-tuberculose appartiennent à des familles dans lesquelles la tuberculose est héréditaire. » Döllinger va plus loin encore : « La tuberculose osseuse ne se développe pas chez les enfants, mais chez les petits-enfants des tuberculeux pulmonaires. » (*Centralblatt für chirurgie*, 1889.) En lisant cette phrase, ne nous est-il pas permis de douter ? Nous savons combien il est déjà difficile d'avoir des renseignements sur le père ou la mère; que dire alors quand on veut remonter aux grands-parents ?

Ménard (de Berck) est moins catégorique : « L'hérédité, quel que soit son mode d'action, a une part restreinte mais non douteuse dans l'étiologie de la coxo-tuberculose.» Oui, il ne faut pas voir dans l'hérédité une cause qui explique toujours d'où vient le mal. Nous savons, en effet, que le professeur Koch, au congrès de Londres tenu le 26 juillet 1901, a défendu une opinion contraire : « Et d'abord, que faut-il penser de la transmission héréditaire, à laquelle on s'accorde, en général, à faire jouer un rôle considérable ? Sans vouloir complètement nier l'existence de la tuberculose héréditaire, le professeur de Berlin estime cependant que celle-ci est assez rare pour qu'on soit autorisé à n'en tenir aucun compte dans la pratique. » (*Semaine médicale,* 1901.)

Assurément, il y a des fils de tuberculeux qui ont une coxalgie, mais il y a aussi des coxalgiques qui sont nés de parents très bien portants. La transmissibilité du bacille est un fait indéniable. « La tuberculose congénitale existe, dit Roger, mais elle paraît exceptionnelle. Le plus souvent, c'est l'aptitude à la tuberculose qui se transmet : l'enfant vient au monde avec une nutrition vicieuse, qui se traduira, suivant les cas, par le lymphatisme, la scrofule ou la chlorose, et créera une prédisposition marquée à l'infection bacillaire : on naît tuberculeux ou tuberculisable. » Dès lors, on s'explique facilement comment une famille très saine peut engendrer un fils qui sera plus tard bacillaire. Le même auteur cite, quelques pages plus loin, une observation très intéressante à ce point de vue : « Un homme et une femme d'une vigueur peu commune ont eu trois enfants ; l'aîné et le plus jeune étaient fort bien constitués et avaient hérité du tempérament de leurs générateurs : le second, mal développé, resta faible et, à l'âge de 12 ans, contracta une tuberculose à laquelle il succomba. » En recherchant les causes de ce malheur, Roger ajoute : « Au moment de la conception, le père était convalescent d'une pneumonie, et cette maladie accidentelle avait suffisamment troublé son organisme pour modifier sa descendance. »

Dans nos observations, nous n'avons pas vu de faits semblables ; mais il est évident qu'un enfant venu au monde dans de mauvaises conditions, bien que non tuberculeux à sa naissance, sera plus qu'un autre exposé à être contaminé, et cela avec d'autant plus de facilité qu'il aura été élevé dans des conditions hygiéniques telles qu'il lui aura été impossible d'acquérir par lui-même ce que ses parents n'ont pu lui donner. D'où nouvelle cause pathogénique à passer en revue :

CONDITIONS HYGIÉNIQUES. — Une habitation malsaine et humide, une nourriture pauvre et trop souvent mal appropriée (surtout dans le bas âge) et insuffisante, le manque d'air et de lumière, bref un intérieur dans le genre de celui que P. Bourget a décrit dans l'*Echéance :* tel est le triste apanage de bien des familles ouvrières. Il n'est donc pas étonnant de constater que la classe pauvre fournit un nombre considérable de coxalgiques. Marjolin avait dans son service un grand nombre de malades de ce genre ; il interrogea plusieurs médecins attachés à des collèges, tous lui répondirent qu'ils n'avaient eu sous les yeux que de rares cas de coxo-tuberculose (*Bull. de la Soc. de Chir.*, 1865).

Notre clientèle de l'hôpital nous est fournie par des familles qui habitent la ville ou la campagne. Établir une proportion serait fort difficile ; ce serait d'ailleurs fort peu démonstratif, car les conditions hygiéniques sont très défectueuses dans ces deux catégories.

En ville, c'est l'air et la lumière qui manquent ; à la campagne, surtout pour les enfants, c'est la nourriture, qui est déplorable, les soins, la propreté à peu près nuls.

Tout au plus, pourrait-on rechercher si le climat, ou, pour être plus précis, si l'air marin a une influence. Dans nos tableaux nous avons noté six observations se rapportant à des familles qui habitent sur le bord même de la Méditerranée. Sur ces six, deux n'ont pu être retrouvés ; un n'est pas guéri, mais pour celui-là, nous devons faire remarquer que les parents se sont toujours refusés a admettre l'immobilisation ; enfin, trois sont parfaitement guéris. En particulier un des malades, malgré plus de deux ans de gouttière, a pu conserver la presque totalité de ses mouvements. De plus, d'autres, qui sur nos conseils sont allés habiter le bord de la mer, ont été guéris.

Pour nous, les conditions hygiéniques ont une influence certaine, non seulement au point de vue pathogénique mais aussi et surtout au point de vue thérapeutique. Cependant ce serait une erreur assez grande que de croire que les pauvres seuls sont atteints ; il y a des familles aisées qui ont vu leurs enfants frappés par cette affection. Même chez les pauvres, nous avons vu des coxalgiques qui, malgré leur maladie, avaient l'apparence d'une santé excellente.

MALADIES GÉNÉRALES. — « Tous les auteurs, dit Lannelongue, ont accordé une part d'influence dans l'étiologie de la coxo-tuberculose à un certain nombre d'états géné-

raux, tels que le rhumatisme, les fièvres éruptives. Cet
ordre de causes était pleinement admissible quand sous
le nom de coxalgie, on décrivait un ensemble d'affections
de nature différente ; mais avec la signification que nous
lui donnons, tout lien de parenté a cessé d'exister avec
ces divers états morbides. Toutefois il en est parmi eux
qui peuvent placer les sujets dans des conditions d'affai-
blissement qui prédisposent à l'infection tuberculeuse. La
rougeole en particulier a, plus que les autres fièvres
éruptives, ce fâcheux privilège et il n'est pas rare de voir
apparaître les premiers phénomènes de la coxotuberculose
dans les mois qui suivent la terminaison de cette affection ».

En consultant nos tableaux nous constatons que
quinze malades ont eu une maladie générale ; *neuf* ont eu
la rougeole, *quatre* la fièvre typhoïde, *un* la variole, *un*
la coqueluche. Lannelongue a donc raison en plaçant la
rougeole en première ligne.

« Ces affections, dit Ménard (dans la *Coxalgie tuberculeuse*), qui peuvent paraître banales à cause de leur fréquence et souvent de leur peu de gravité, n'en préparent
pas moins le terrain à l'infection bacillaire, si même, suivant une autre formule, elles n'ouvrent pas une porte à
cette infection sur quelque point de l'appareil respiratoire
ou digestif. »

Mais pour accorder une certaine valeur aux maladies
générales, en tant que causes étiologiques de la coxalgie,
il faudrait que celles-ci aient précédé de peu de temps
l'apparition de cette dernière. Il est difficile d'admettre,
en effet, comme cause étiologique une rougeole qui serait
survenue deux ou trois ans avant les premières manifes-
tations de la coxalgie.

Par conséquent, nous admettrons les maladies géné-

rales comme cause pouvant favoriser le développement
d'une coxalgie, à condition qu'elles aient précédé de peu
l'apparition de cette affection.

Après cette étude des maladies générales, il nous paraît
logique de rechercher si nous n'avons pas constaté de
coxalgies secondaires à une affection tuberculeuse.

COXALGIES SECONDAIRES. — La coxalgie est, en effet,
dans l'immense majorité des cas, une localisation primitive de la tuberculose. Mais, dans quelques cas cependant.
elle est précédée d'une autre lésion bacillaire. Dans nos
tableaux nous trouvons noté à ce sujet : tumeur blanche suppurée du coude gauche (n° 1) ; tumeur blanche du
genou (n°ˢ 20-39) ; tuberculose pulmonaire (n°ˢ 33-40-55-
71). Lannelongue ne cite que trois exemples (sur 100 cas)
où la coxo-tuberculose ait été précédée d'autres altérations de même nature : une fois au coude, une fois au
rachis, et au thorax une seule fois.

Puisque nous parlons des lésions tuberculeuses qui
peuvent précéder ou accompagner la coxalgie, il est bon
de faire remarquer que nous n'avons jamais constaté de
coxalgie double. Cazin n'en a observé qu'un seul cas en 7
ans. Calvé et Guillaume la considèrent comme assez rare
(*Rev. mens. des mal. des enf.*, 1903). Calot est du même avis ;
« heureusement, ajoute-t-il, car la situation qu'elle crée
au malade est fâcheuse, non pas précisément au point de
vue de la guérison, mais au point de vue de la fonction
des deux membres inférieurs ». La guérison s'effectuant
le plus souvent par ankylose, il est facile de comprendre
de quelle difficulté peut être la marche, pour un sujet
atteint d'une impotence fonctionnelle des deux hanches.

FRÉQUENCE DE LA COXALGIE PAR RAPPORT AUX AUTRES

AFFECTIONS CHIRURGICALES DE L'ENFANCE. — Depuis près
de sept ans, 880 malades sont venus se faire soigner à la
Clinique chirurgicale des enfants (nous ne comptons dans
ce relevé que ceux dignes d'intérêt dont on a pris l'observation). En réunissant tous les cas d'arthrite tuberculeuse, quelqu'en soit le siège, nous arrivons au chiffre
de 216, ce qui nous donne une proportion de 24, 5 °/₀ sur
le chiffre total.

Parmi ces arthrites bacillaires, pour celle qui nous
intéresse tout particulièrement, nous trouvons 84 observations. Donc, la coxalgie, par rapport à toutes les autres
maladies, est dans la proportion de 9,5 °/₀ et avec les arthrites tuberculeuses diverses dans celles de 40,6 °/₀.

FRÉQUENCE DE LA COXALGIE PAR RAPPORT A L'OSTÉOMYÉ-
LITE. — Au nombre des maladies considérées comme fai-
sant un bon nombre de victimes chez les enfants, il faut
citer l'ostéomyélite. Et pourtant, quelle différence avec la
tuberculose chirurgicale ! Tandis qu'avec cette dernière
nous avions une proportion de 24,5 °/₀, l'ostéomyélite ne
nous donne à peine que 5 °/₀. En effet, sur nos registres
nous n'avons pu relever que 42 observations afférentes à
cette maladie: les coxalgiques à eux seuls sont bien plus
nombreux que les malades atteints d'ostéomyélite, 84
pour 46, presque le double.

FRÉQUENCE DE LA COXALGIE PAR RAPPORT AUX LOCALISA-
TIONS DE LA TUBERCULOSE SUR LES DIVERSES ARTICULATIONS.
— Tout d'abord, en commençant, il nous faut dire que
nous avons été très surpris, lorsque nous avons vu écrit
dans la *Chirurgie infantile* de Piéchaud : « L'ostéosynovite du coude est la plus fréquente des tuberculoses des
grandes articulations ». Or, nos relevés n'accusent

que huit tumeurs blanches du coude, nombre dix fois plus faible que celui des coxo-tuberculoses. Mais n'anticipons pas et passons en revue chacune des grandes articulations.

Epaule.— La scapulalgie ne s'est jamais présentée devant nous, et ce fait n'a rien d'étonnant, car la localisation du bacille de Koch sur l'articulation scapulo-humérale est considérée par tous comme très rare. Crocq ne trouve que 3 cas sur 140 ; Billroth, 38 sur 1,996 ; Townsend n'en accuse que 21 pour 3,224; Lannelongue 2 cas sur 372 observations d'arthrites diverses. Kirmisson, Forgue, disent qu'elle est rare ; il en est de même pour Piéchaud : « La scapulalgie est à peu près aussi rare chez l'enfant que chez l'adulte. »

Coude. — Comme nous le disions au début de ce paragraphe, le professeur de clinique chirurgicale des enfants à Bordeaux, considère cette arthrite comme étant la plus fréquente, et cependant Lannelongue ne donne que 12 cas de ce genre pour 100 coxalgies. A l'hôpital Trousseau, de 1898 à 1899, on n'a vu que 8 arthrites du coude pour 49 coxalgiques. Crocq n'en a rencontré que 12 cas sur 140. Dans notre statistique, nous constatons que cette affection ne vient qu'en cinquième ligne, avec 8 cas pour 203 arthrites de diverses articulations.

Poignet. — Trois cas seulement sont venus nous consulter pendant ces cinq dernières années. C'est, d'ailleurs, de l'avis de tous les auteurs, une localisation très rare. Pour Piéchaud, l'ostéosynovite du poignet arrive comme fréquence immédiatement après la scapulalgie. Lannelongue en donne 2 cas pour 100 coxalgiques. Cette rareté est heureuse, car d'après M. le professeur Forgue, c'est une

des localisations les plus graves, « à cause de la fréquence
des lésions viscérales qui l'accompagnent et de la multi-
plicité des foyers qu'on peut trouver en diverses parties
du squelette ».

Cou de pied. — Kirmisson donne la proportion de 28
sur 112. Lannelongue 33 pour 223 ; l'hôpital Trousseau
14 pour 124. Enfin, nous ne nous éloignons pas de beaucoup de ces opinions, d'ailleurs semblables, puisque nous
avons eu 30 observations de ce genre pour 203 arthrites
diverses.

Genou. — « La tuberculose du genou est, après la coxalgie, la plus fréquente des tuberculoses articulaires. » (Piéchaud). Pour Kirmisson, c'est la localisation la plus fréquente. Cependant Lannelongue n'a trouvé que 66 arthrites du genou pour 100 coxo-tuberculoses, et nous-même,
dans notre statistique, nous n'en trouvons que 66 cas.
D'après la statistique de l'hôpital Trousseau, cette affection ne viendrait qu'en troisième ligne après la coxalgie
et le mal de Pott.

Hanche. — Quoi qu'il en soit, notre opinion, qui con-
corde d'ailleurs avec celle de Lannelongue, est que, dans
notre région tout au moins, l'articulation coxo-fémorale
est celle qui est de beaucoup le plus souvent atteinte par
le bacille de Koch ; ensuite nous placerons l'articulation du genou, celle du cou de pied, du coude, du poignet et enfin celle de l'épaule.

D'après ce résultat, nous constatons que ce sont les
articulations du membre inférieur qui viennent en première
ligne.

Lannelongue, cherchant à expliquer pourquoi, malgré
une grande ressemblance anatomique, l'articulation de la

hanche est bien plus souvent atteinte que celle de l'é-
paule, dit ceci : « L'arthrite tuberculeuse a son siège d'é-
lection dans les articulations qui sont, le plus souvent,
exposées aux violences, même d'ordre physiologique, et
sur lesquelles se concentrent les efforts les plus grands
et les plus nombreux. » De plus, la grande mobilité de
l'articulation permet au membre supérieur de fuir le traumatisme plus facilement que le membre inférieur. Enfin,
recherchant toujours l'explication du même fait, citons
encore la loi formulée par Bonnet. D'après cet auteur,
une articulation est d'autant plus exposée à devenir le
point de départ d'une arthrite fongueuse, que sa synoviale est doublée d'un tissu cellulo-adipeux plus abondant.
Or, ce tissu existe en quantité plus considérable dans les
articulations du membre inférieur, que dans celles du
membre supérieur. Cette opinion de Bonnet est, du reste,
fort contestable.

Pour résumer ce dernier paragraphe, il nous a semblé
intéressant de réunir en un seul et même tableau les trois
statistiques dont nous nous sommes servi ; un simple
coup d'œil jeté sur ce graphique dira plus que tout ce
que nous aurions pu écrire.

Tableau

Tableau B

Fréquence comparée des arthrites tuberculeuses

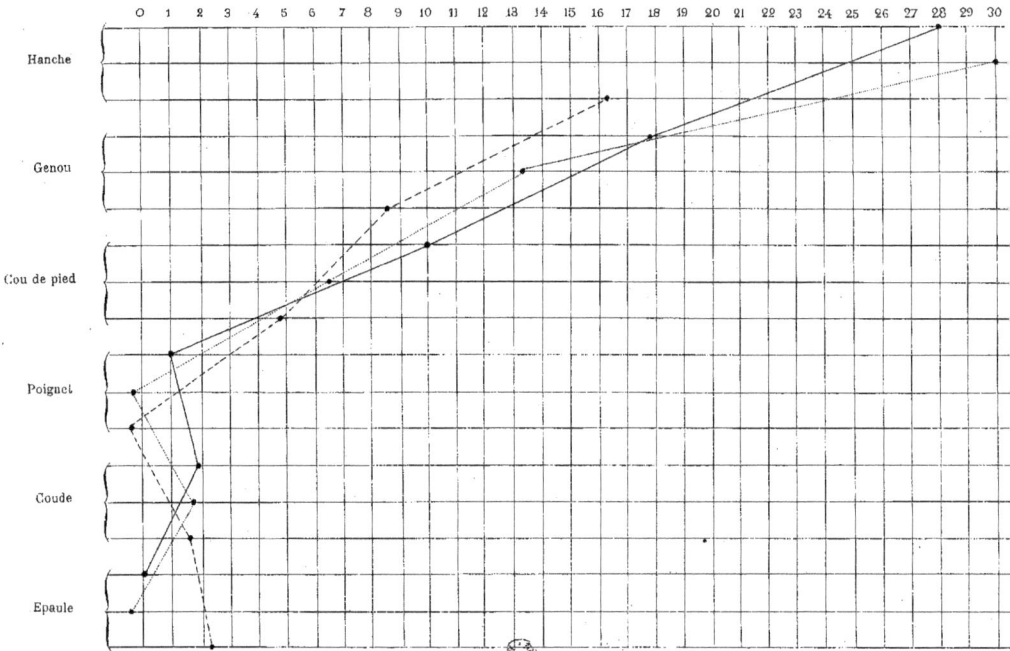

Statistiques de la clinique des enfants de Montpellier........

—   de Lannelongue. ....

—   de l'Hôpital Trousseau ....

CHAPITRE III

ANATOMIE PATHOLOGIQUE

Faute de documents inédits, n'ayant pu pratiquer qu'une seule autopsie, d'ailleurs dénuée d'intérêt, nous serons assez bref. Manquant de faits nouveaux et intéressants, nous nous contenterons de reproduire les quelques pièces que nous avons pu trouver au musée de notre Faculté.

Mais, au préalable, nous allons passer en revue les lésions produites par le bacille de Koch et donner pour chacune l'opinion des principaux auteurs.

APERÇU DES LÉSIONS OSSEUSES CAUSÉES PAR LE BACILLE DE KOCH (1). — Par suite de causes variables le bacille de Koch ne détermine pas toujours les mêmes désordres dans le tissu osseux. Aussi distingue-t-on deux formes anatomiques principales dans la tuberculose des os :

a) LÉSIONS DIFFUSES. — *Infiltration tuberculeuse aiguë.* — Granulie constituée par l'existence de granulations

---

(1) Ce paragraphe est le résumé du chapitre : Ostéite tuberculeuse, *Guide pratique de chirurgie infantile,* Estor, 1904. Paris, Alcan.

4

PLANCHE I

Les lésions que l'on observe sur le fémur, représenté sur les planches I et II, occupent tout le tiers inférieur de cet os.

a) Du côté de la tête, nous constatons qu'elle est détruite sur toute la moitié interne. La partie qui a été respectée, très anfractueuse, présente en haut et sur la ligne médiane une crête très saillante ; en bas et en avant, une caverne dans laquelle on peut loger toute la première phalange du petit doigt.

b) La longueur du col est très notablement diminuée. Sur sa surface externe on ne trouve pas de lésions bien importantes, mais dans sa partie centrale il existe une grande caverne dans laquelle se loge facilement toute la première phalange du pouce, c'est-à-dire que le col n'est plus représenté que par une mince couche osseuse.

Cette raréfaction du tissu osseux au niveau du col nous explique l'abaissement de la tête fémorale par rapport au grand trochanter.

Tandis que sur un fémur normal la partie supérieure de la tête est située notablement au-dessus du bord supérieur du grand trochanter, sur la pièce que nous représentons ici, la tête fémorale se trouve placée au-dessous du bord supérieur du trochanter qui la dépasse en haut d'un centimètre au moins.

PLANCHE I

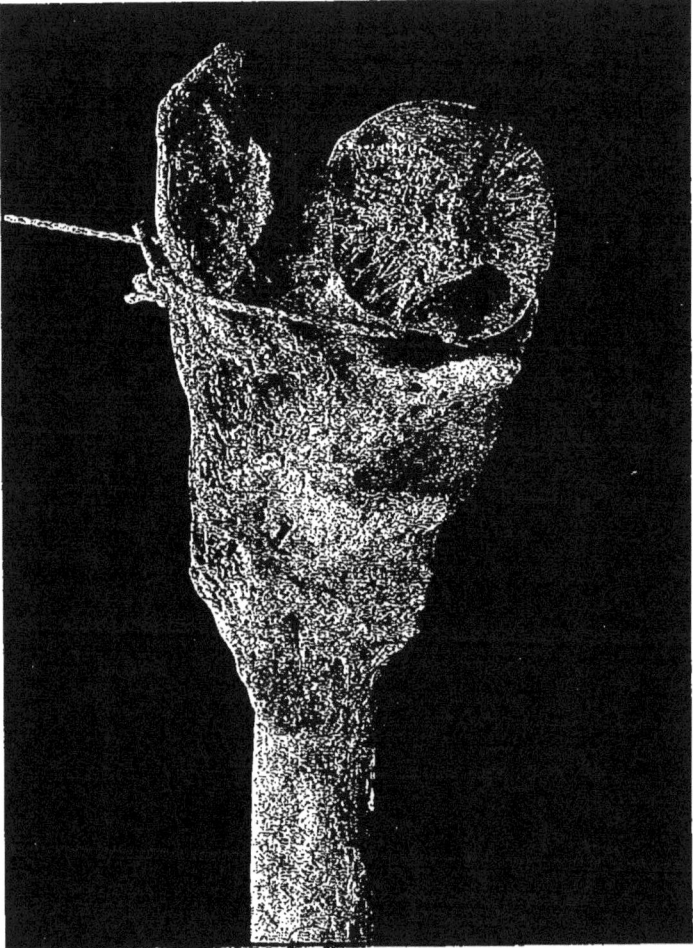

tuberculeuses éparses dans les os. C'est généralement
une tuberculose secondaire.

Carie. — L'os est fongueux, et au milieu de fongosités
on rencontre des séquestres. Cette lésion, contrairement
à la précédente, est généralement primitive.

Carie sèche. — Forme d'ostéite tuberculeuse caractérisée par l'usure, l'ulcération, l'atrophie et la disparition
progressive des os.

b) LÉSIONS CIRCONSCRITES. — *Tubercule enkysté.* —
Cavité logée dans l'épaisseur de l'os et contenant une
substance amorphe connue sous le nom de matière
caséeuse.

Nécrose tuberculeuse. — Caractérisée par une cavité
renfermant un séquestre entouré de matière caséeuse ou
de fongosités. Ce séquestre, bien toléré, peut rester latent
pendant des années (ce qui n'arrive pas dans l'ostéomyélite).

Dans la coxalgie la lésion est une lésion circonscrite,
localisée à l'articulation de la hanche. C'est une tuberculose épiphysaire, la diaphyse n'étant généralement que
peu ou pas du tout atteinte.

Ces quelques notions étant données, passons à l'étude
des lésions propres à la coxalgie.

LÉSIONS PRIMITIVES. — Par où commence la coxalgie ?
est-ce par la synoviale ou bien par les os ? —Lannelongue
affirme que toujours la « coxo-tuberculose est primitive-
ment osseuse ». Pour cet auteur, les autres coxo-tuberculoses qui commencent par la synoviale ne sont que des
affections secondaires, par exemple à un abcès pottique.

PLANCHE II

c) Le grand trochanter présente des dimensions 4 ou 5 fois supérieures à ses dimensions normales. A sa partie inférieure est située une vaste caverne irrégulière et anfractueuse, ayant environ les dimensions d'une noix.

d) Au niveau du petit trochanter et immédiatement au-dessous de lui, dans la partie du fémur placée entre le col et ce petit trochanter, se trouvent des ostéophytes très irrégulières poussant dans divers sens, parmi lesquelles la plus volumineuse, dirigée de bas en haut et de dehors en dedans, présente les dimensions du petit doigt et atteint une longueur de trois centimètres.

Nous trouvons en somme, comme toujours, à côté de vastes cavités résultant d'un travail d'ostéite raréfiante, des productions nouvelles, résistantes, qui résultent d'un travail inverse d'ostéite condensante.

Parmi ces lésions, il en existe une particulièrement intéressante : c'est l'affaissement du col fémoral et l'ascension simultanée du grand trochanter, désordres qui occasionnent à eux seuls un raccourcissement réel assez notable sans qu'il soit nécessaire pour expliquer le raccourcissement du membre inférieur d'invoquer des lésions acétabulaires.

PLANCHE II

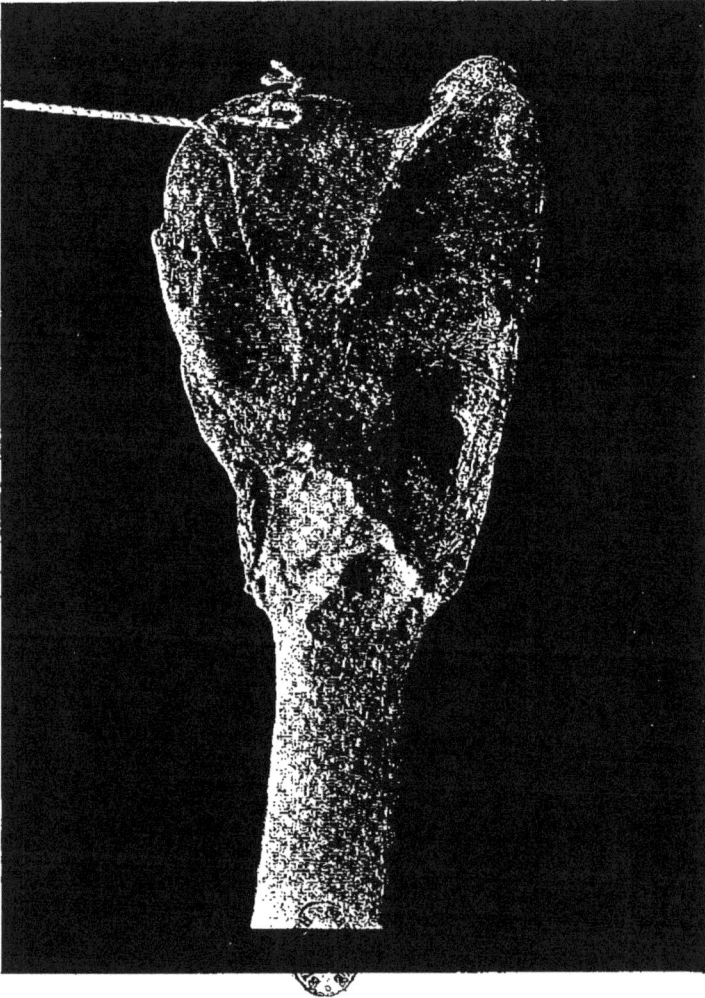

Bryant, Gibney, Kônig et Wolkmann sont du même avis.

Cette opinion n'est pas acceptée par tous, Ollier, analysant des pièces fournies par ses résections, conclut que le début se fait par la synoviale dans un *cinquième* des cas.

Par conséquent, tout en admettant que le début est le plus souvent osseux, il faut admettre aussi que le siège initial peut se trouver parfois sur la synoviale.

LÉSIONS DU CÔTÉ DU FÉMUR. — L'opinion de Lannelongue, de Bradfort et de Lovett est que le début se fait surtout par le fémur. Pour comprendre cette élection du processus morbide pour l'extrémité supérieure de cet os, on n'a qu'à relire ce que nous avons écrit au chapitre de l'étiologie sur la vascularisation. Il est vrai que du côté de l'os coxal on trouve trois disques épiphysaires disposés en Y, mais leur activité formative et leur vascularisation sont moindres, sa prédisposition pathologique y est de ce fait moins accusée.

La lésion initiale siège à l'intérieur de l'os ; tant qu'elle reste profonde aucun symptôme bien net n'attire l'attention sur elle, mais peu à peu elle progresse et vient se faire jour à l'extérieur. Dès lors les tissus voisins seront le siège d'une inflammation qui se traduira cliniquement par la douleur et divers autres symptômes. Parfois l'articulation pourra être envahie brusquement, la lésion se vidant dans l'article grâce à une effraction brusque du cartilage diarthrodial ou du col.

Une arthrite suraiguë, qui pourrait passer pour la première manifestation morbide, peut en être le résultat, et bien que ce fait soit assez rare, nous verrons, au chapitre relatif à la symptomatologie et au diagnostic, qu'il se rencontre quelquefois.

PLANCHE III

Le travail d'ostéite raréfiante a détruit complètement le sourcil cotyloïdien sur tout son pourtour, en particulier au niveau de la crête pectinéale.

L'arrière-fond de la cavité présente environ huit perforations de diverses grandeurs. Au centre, une très grande — une autre plus petite en dehors et en bas par rapport à la première — enfin une troisième située sous la branche hori-zontale du pubis. Les autres, de la grosseur d'une tête d'épingle, sont disséminées un peu partout, principalement entre la grande perforation et celle qui est située sous le pubis.

Tout autour du sourcil cotyloïdien, nous voyons que l'ostéite condensante a produit des ostéophytes principalement en bas et en dehors de la cavité et, sur la face postérieure de l'os, en dessous de la crête iliaque antérieure et inférieure.

Enfin signalons une caverne où l'on peut introduire un crayon, et dont la longueur atteint à peu près un centimètre, qui est située en dehors et en haut dans l'acétabulum et dont on aperçoit l'orifice externe sur la planche ci-contre.

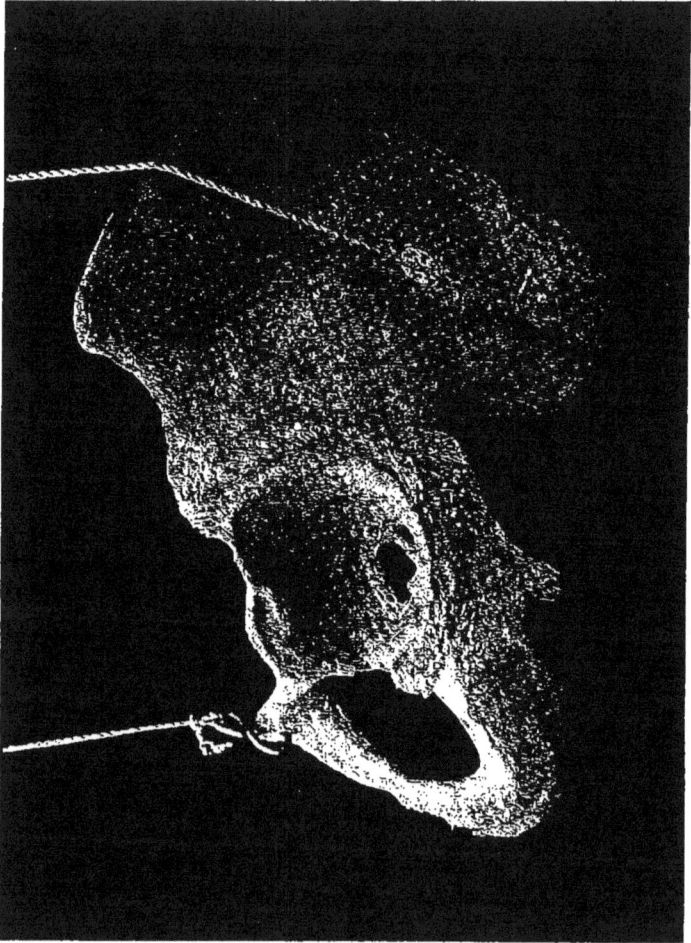

Au fur et à mesure que la lésion progresse, elle ronge
la tête et le col fémoral. Le cartilage articulaire disparaît
en partie ou en totalité ; le tissu osseux, en proie à l'ostéite
raréfiante, se ramollit et s'ulcère. La tête diminue de
volume et change de forme (voir décubitus ulcéreux et
planche IV). Le col peut rester indemne, mais parfois
aussi il est atteint (planches I et II) non seulement dans
sa forme, dans sa résistance, mais aussi dans sa direction.
Nous désirons attirer tout particulièrement l'attention sur
une altération qui n'est généralement pas signalée, l'incurvation du col en bas. Cette incurvation détermine une
ascension du grand trochanter, un abaissement de la tête
et par suite un raccourcissement réel du membre inférieur.
Il s'agit d'une *coxa vara* symptomatique de la coxalgie. La
coxa vara consécutive à la tuberculose osseuse a été dé-
crite, mais les pièces qui en démontrent l'existence ne
sont pas encore très nombreuses. Nous avons eu la bonne
fortune d'en trouver une au Musée de la Faculté de Montpellier, qui est particulièrement démonstrative. La *coxa
vara* des coxalgiques a été étudiée par plusieurs auteurs
et en particulier par Kirmisson et Charpentier. Le grand
trochanter peut aussi être très fortement attaqué, comme
le prouvent les planches I et II.

Au milieu de ce tissu profondément altéré, il se forme
des cavernes remplies par des fongosités, de la matière
caséeuse et des séquestres complètement formés ou en
voie de formation. (Un intéressant exemple de cavernes
se voit sur les planches I et II. La planche V montre un
volumineux séquestre en voie de formation.)

A côté de ce travail d'ostéite raréfiante, les tissus restés
sains réagissent. Il se fait alors de l'ostéite condensante :
des ostéophytes (voir les diverses planches).

Le résultat de ces deux processus inverses qui se pro-

PLANCHE IV

Os coxal. — Le tissu osseux de la portion articulaire du sourcil cotyloïdien a été détruit par l'ostéite raréfiante. La corne inférieure n'a pas encore totalement disparu, mais en haut ce travail s'est fait sentir sur la face interne de l'os après avoir attaqué l'éminence iléo-pectinée.

Tout autour du cotyle, il existe une production fort intéressante d'ostéophytes, principalement au-dessus de la grande échancrure sciatique.

Fémur. — La tête a été véritablement rongée par le processus d'ostéite raréfiante qui s'est prolongé jusque vers le milieu du col. A noter la diminution considérable de la tête, surtout dans son diamètre transverse. Les faces externe et interne de cette tête ont été rendues d'une planité parfaite, probablement à la suite de la compression.

Le grand trochanter n'a été que très peu touché sur sa partie antéro-externe. Un point d'ostéite peut encore se voir à peu près au milieu de la ligne de bifurcation interne de la crête du vaste interne.

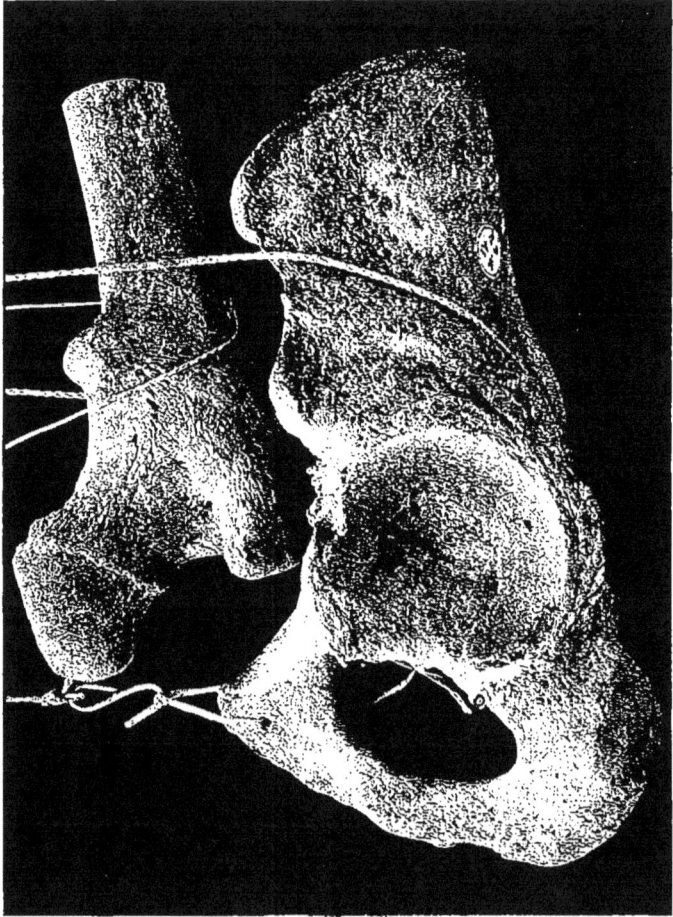

duisent à côté l'un de l'autre est de changer encore plus la forme de la région malade et de lui donner un aspect des plus bizarres dont nous trouvons un curieux exemple sur les planches I et II.

DÉCUBITUS ULCÉREUX. — Avant de passer aux lésions de l'os coxal, il nous est nécessaire d'expliquer ce que Volkmann a appelé décubitus ulcéreux, phénomène qui n'est autre que l'ulcération compressive de Lannelongue.

Dans la symptomatologie, nous verrons que dès le début, l'articulation prend une attitude fixe due à la contracture musculaire. Par suite de l'attitude vicieuse résultant de la contracture, ce sont toujours les mêmes points du fémur et de l'os coxal qui se trouvent en contact. Sur ces points comprimés pendant des mois, les cartilages s'altèrent, s'amincissent et même disparaissent d'autant plus que leur nutrition est profondément troublée du fait de l'ostéite et des fongosités sous-jacentes. Le tissu osseux ne tarde pas à être mis à nu et est comprimé à son tour. Comme il est atteint d'ostéite et qu'il a ses aréoles agrandies et pleines de fongosités, il est détruit lui aussi, principalement dans les points où s'exerce la compression.

Du fait de ce travail secondaire, la tête fémorale, de convexe devient plane, parfois même concave, et les bords saillants du cotyle ne tardent pas à disparaître.

Par conséquent, du côté du fémur, il y aura diminution du volume de la tête, et, du côté de l'os coxal, agrandissement parfois énorme de la cavité cotyloïde.

L'attitude du début étant la flexion combinée à l'abduction, il n'est pas étonnant de voir ce travail d'ulcération compressive prédominer du côté du fémur à la partie supérieure, externe et centrale de la tête; et du côté de l'os

PLANCHE V

Nous trouvons toujours réunis les deux processus d'ostéite raréfiante et d'ostéite condensante. Mais les deux points principalement intéressants sont :

1º Une grande perforation absolument centrale de l'acétabulum dont le grand axe mesure près de deux centimètres.

2º Vers le bord supérieur, on voit un séquestre assez volumineux pour avoir été produit par la tuberculose. Un sillon d'une profondeur variable l'entoure de tous les côtés et lui-même n'est plus retenu à l'os coxal que par un pédicule très peu épais.

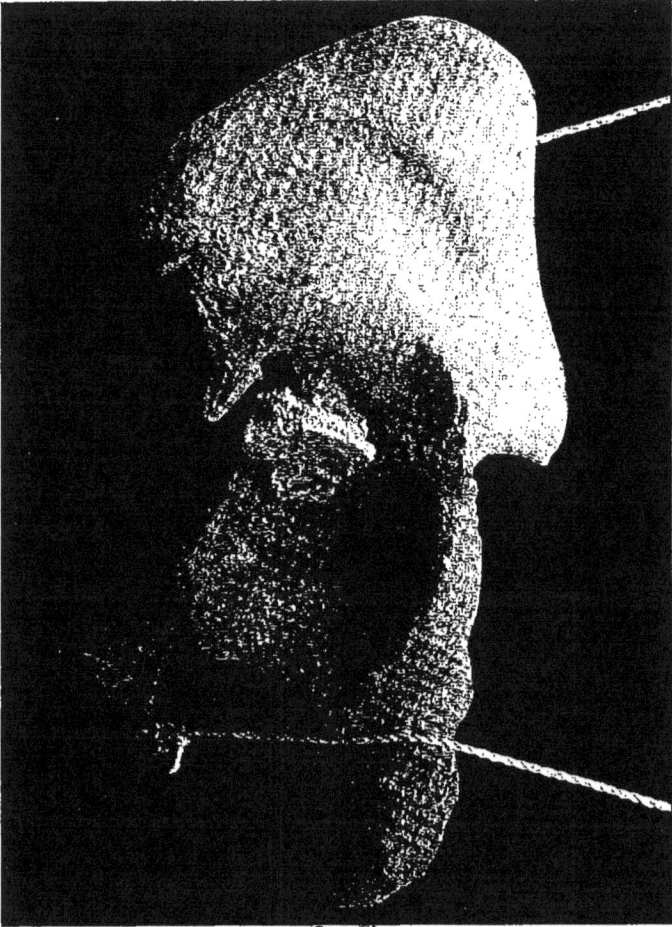

coxal, à la partie postéro-externe et supérieure du rebord cotyloïdien.

Volkmann, poussant plus loin le rôle de ce décubitus ulcéreux, a voulu voir en lui l'explication de la perforation de la cavité cotyloïde. Il n'en est rien : si telle était, en effet, la cause de la perforation, on devrait la trouver siégeant toujours à peu près au même point. Or, il n'y a qu'à jeter un coup d'œil sur nos planches pour se rendre compte que les points où elle siège ne sont pas identiques.

LÉSIONS DU CÔTÉ DE L'OS COXAL. – Nous trouvons ici les mêmes lésions que du côté du fémur, mais avec la différence que nous avons indiquée ci-dessus : agrandissement de la région malade au lieu de diminution. Le cartilage est détruit, l'ostéite raréfiante fait disparaître le sourcil cotyloïdien et perfore même la cavité.

A côté de cette lésion destructive, nous trouvons une production d'ostéophytes. Ce phénomène se voit très bien sur certaines de nos planches. Mais, en particulier, ce travail était poussé très loin sur une pièce cataloguée A. 12, n° 49. A notre grand regret, nous n'avons pu la reproduire ; la photographie ne pouvant permettre d'apprécier la différence de plans.

Siège de la perforation. — Le travail d'ostéite raréfiante peut être poussé à un tel point qu'il en résulte parfois une perforation de l'os iliaque. La cavité cotyloïde communique alors avec le bassin.

Etudions nos planches pour avoir le nombre et le siège de ces perforations.

Pl. III. — Une grande et une petite siégeant dans le tiers inférieur.

PLANCHE VI

La présence d'ulcérations multiples est le fait le plus intéressant de cette pièce. Nous trouvons en effet :

Une perforation absolument centrale.

Quelques autres toutes petites à la partie inférieure et externe de la précédente.

Une grande sous le pubis. Toute la branche horizontale du pubis a été creusée par l'ostéite raréfiante ; il existe même une perforation de cette branche au voisinage de l'épine, perforation dont on peut apercevoir une partie sur la planche ci-contre.

Le travail d'ostéite condensante s'est fait très peu sentir et son existence ne s'est révélée que par quelques rares ostéophytes à la partie externe du cotyle.

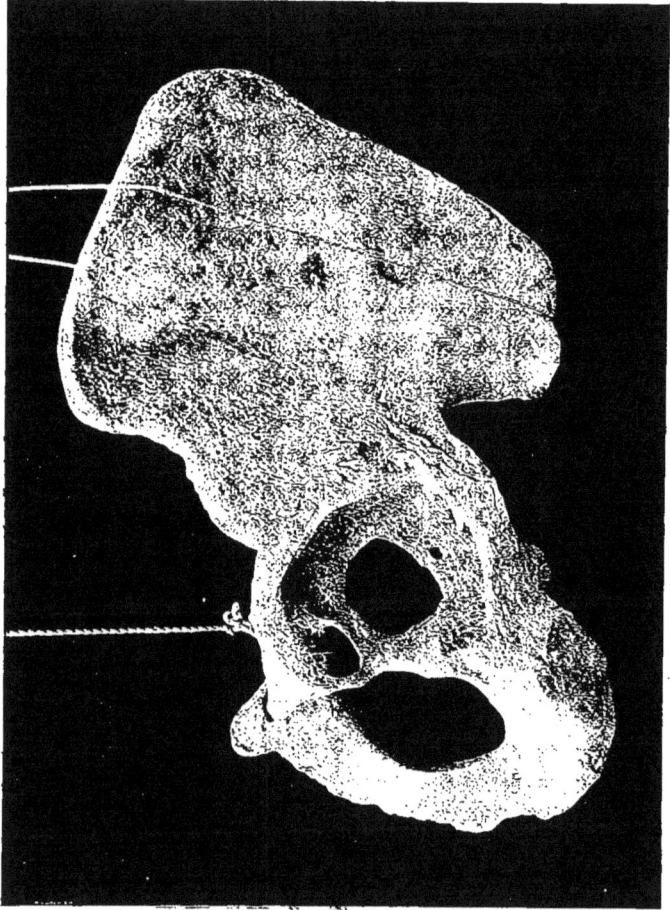

Pl. V. — Grande perforation à la partie centrale de l'arrière-fond de l'acetabulum.

Pl. VI. — Perforation absolument centrale très grande. Une autre toute petite située à la partie inférieure et interne de la précédente. Une grande sous le pubis.

Pl. VIII. — Une en bas et en dehors.

Pl. IX. — Une dans la partie moyenne et en avant communiquant avec le trou obturateur.

Donc le siège de ces perforations est variable et ce phénomène ne peut être expliqué, à cause de cette diversité, par le décubitus ulcéreux. Il est plus rationnel d'admettre que c'est le processus d'ostéite raréfiante qui est la cause de cette ulcération.

Séquestres. — De même que l'ostéomyélite, la tuberculose provoque la formation de séquestres ; avec pourtant cette différence, que la première affection donne lieu à des séquestres énormes qui proviennent souvent de la nécrose de la presque totalité d'un os, tandis que la seconde ne donne lieu qu'à des séquestres de volume bien inférieur, parcellaires dans la grande majorité des cas. Nous avons indiqué déjà que, dans la planche V, il y en avait un en voie de formation ; qu'il nous suffise de dire que dans quelques observations, en particulier dans la 32° et la 28°, on a noté la présence de séquestres.

ABCÈS. — « La coxo-tuberculose est sèche au début, elle peut parcourir son cycle entier sans suppuration extra ou intra-articulaire. » (Lannelongue, *Coxotuberculose*, p. 95.) Dans certains cas, nous verrons plus loin dans quelle proportion la suppuration apparaît. — Ce fait aggraverait fortement le pronostic si l'on en croit une statistique de la Société clinique de Londres :

PLANCHE VII

Ici nous constatons un changement complet dans la forme du sourcil cotyloïdien. L'ostéite raréfiante a d'abord détruit toute la partie de l'os comprise entre
l'épine iliaque antérieure et inférieure et la crête pectinéale. Puis le processus
d'ostéite condensante a abouti à une formation extrêmement irrégulière qui a
remplacé le sourcil cotyloïdien. Le bord de cette nouvelle formation est très
mince et présente des dentelures variées. Assez épais à la partie supérieure du
cotyle, comme à la partie inférieure, ce rebord est très mince en bas et en
dehors.

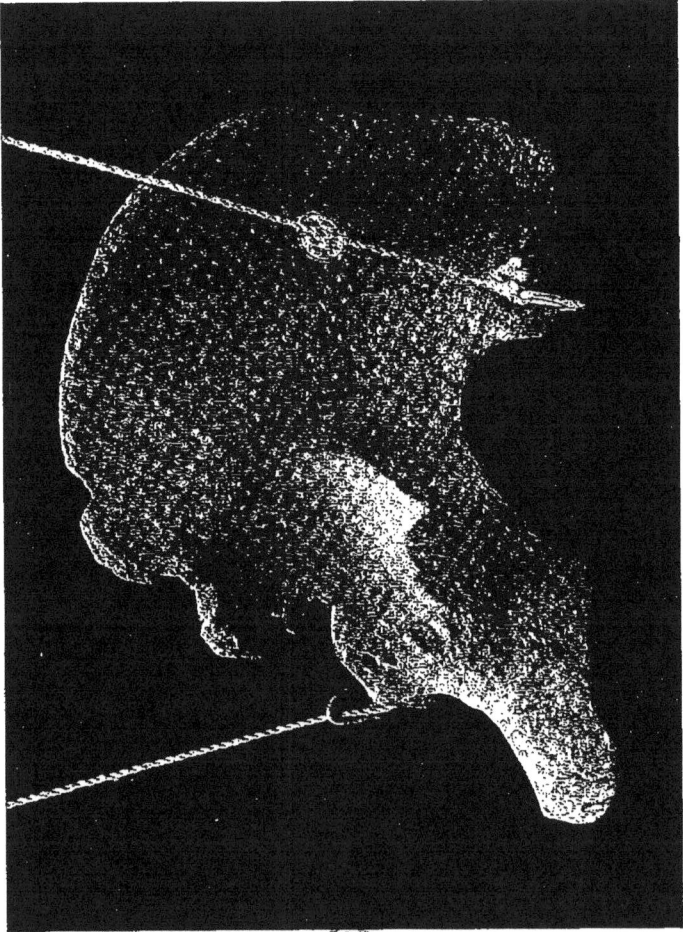

33 guérisons sur 100 cas avec suppuration = 1/3
69   —   —   sans   —   = 2/3

Pour Calot il n'en est pas de même : le danger pour cet auteur ne réside que dans l'infection secondaire des abcès : « Pourquoi, jusqu'à ces derniers temps, mourrait-on si souvent de la coxalgie ? Parce que l'on ouvrait les abcès ; d'où une fistule qui ne tardait pas à s'infecter localement ; l'infection gagnait les viscères, et le malade mourait d'albuminurie, conséquence dernière de l'ouverture de son abcès. » (p. 26)

Nous reviendrons sur cette question à propos du traitement.

L'abcès est formé par le liquide puriforme qui résulte de la régression et de la fonte des tubercules compris dans l'intérieur des fongosités. Lannelongue, dont les travaux font autorité en cette matière, leur assigne une triple origine : synoviale, osseuse, ganglionnaire. — De même il leur assigne trois sièges différents : abcès cruraux, fessiers, pelviens. Nos observations n'indiquant rien à ce sujet, nous ne pouvons rien ajouter de nouveau. Nous nous contenterons d'insister sur leur mode d'apparition :

Lorsqu'on est appelé à soigner un coxalgique, il faut toujours se méfier de l'apparition possible d'un abcès. La suppuration d'origine tuberculeuse a, en effet, une marche extrêmement lente et insidieuse, et si parfois on voit le malade maigrir et souffrir pendant la formation d'une collection, il arrive aussi de constater la présence d'un abcès sur des malades dont l'état général a toujours été très bon.

« La proportion des cas qui se compliquent de suppuration est impossible à donner. Elle varie selon les circonstances, selon la direction et les soins apportés au

PLANCHE VIII

A la partie antérieure et supérieure de la cavité cotyloïde se trouve une caverne en forme de gouttière creusée parallèlement à l'axe du sourcil cotyloïdien et dont le grand axe mesure trois centimètres et demi. Exactement au-dessous d'elle se trouve une autre caverne qui admet facilement toute la face antérieure de la dernière phalange du médius. (A cause de la position de l'os, ces deux cavernes ne sont pas visibles sur la planche.)

En bas et en dehors se trouve une perforation située presque au sommet de l'échancrure sciatique. L'orifice cotyloïdien de cette perforation est unique, mais du côté externe, sur le bord même de l'os, il existe encore une travée osseuse qui divise inégalement cet orifice externe.

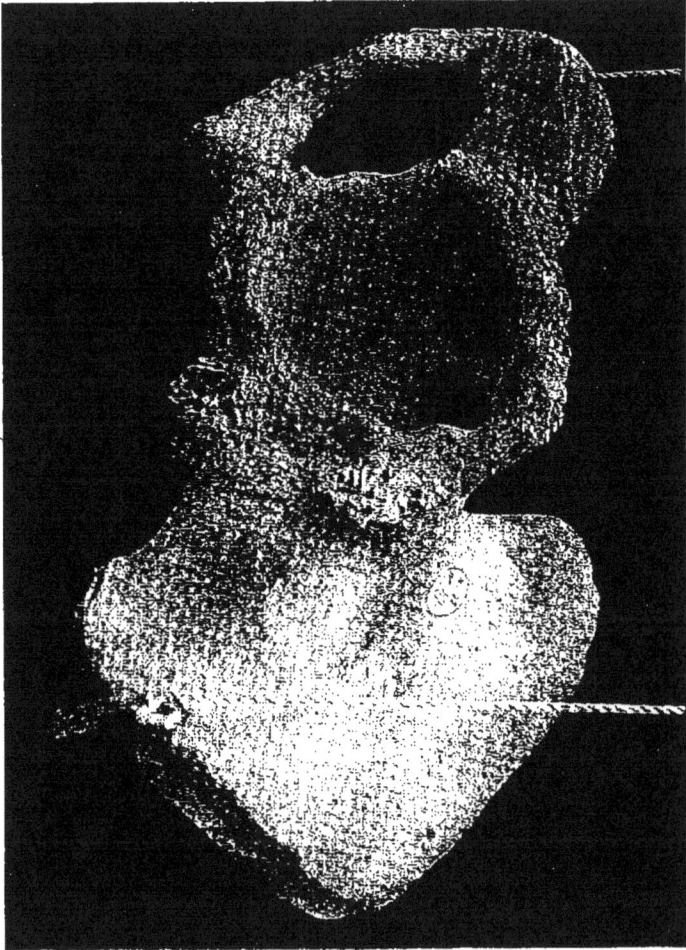

traitement, selon que le malade continue à marcher ou qu'il est immobilisé de bonne heure. Dans la pratique hospitalière, la suppuration se montre dans beaucoup plus de la moitié des cas. C'est que les enfants ne viennent réclamer les soins qu'à une période avancée et dans un état grave : on les a laissé marcher, travailler même quand ils boitaient déjà depuis longtemps. » (Lannelongue.) Confirmant cette opinion de Lannelongue, Ménard dit : « Rares chez les sujets traités rationnellement dès le début de l'affection, les abcès sont au contraire très fréquents lorsque la marche n'a pas été empêchée ».

Ces citations nous amènent à étudier deux points : d'abord la fréquence des abcès en général et ensuite la fréquence des abcès par rapport à la période où a commencé le traitement.

Fréquence des abcès en général. — Dans notre statistique nous ne trouvons que trente-neuf malades ayant eu des abcès. Si de nos quatre-vingt-trois cas nous enlevons ceux que nous n'avons pu retrouver, nous voyons que la proportion des malades ayant présenté des abcès atteint 55 °/₀ (39 pour 68 cas). Donc les abcès se manifestent dans plus de la moitié des cas.

Fréquence des abcès par rapport à la période où a commencé le traitement :

Sur 9 malades soignés à la   Iʳᵉ période : 2 ont eu des abcès.
— 38   —   IIᵉ   — 16   —   42 °/₀
— 23   —   IIIᵉ — 20   —   86 °/₀

Il n'est pas besoin de commenter longuement ce tableau pour affirmer que les abcès sont bien plus fréquents à mesure que le traitement commence à une période plus avancée de la maladie.

PLANCHE IX

Toute la cavité cotyloïde a été atteinte par le travail d'ostéite raréfiante. Ce processus a été poussé à l'extrême à la partie moyenne et en avant de l'acéta-bulum. Nous trouvons, en effet, en ce point, une grande ulcération triangulaire dont le sommet se trouve un peu en dedans du centre et dont la base corres-pond au trou obturateur.

A la partie inférieure, il existe une caverne dans laquelle on introduit facile-ment la face antérieure de la dernière phalange du médius.

L'ostéite condensante a donné lieu à quelques ostéophytes qu'il est facile de voir au milieu de la partie externe et à la partie inférieure du sourcil cotyloïdien. Quelques-uns, mais un très petit nombre, existent sur l'éminence iléo-pectinée.

PLANCHE

Toute la cavité cotyloïde a été attein... ...ait d'ostéite raréfiante. Ce processus a été poussé à l'extrême à la par... ... ... et su avant de l'acétabulum. Nous trouvons, en effet, en ce poin..., un... ...de ulcération triangulaire dont le sommet se trouve un peu en... ...dans la... et dont la base correspond au trou obturateur.

à la partie in... ...oure, il existe une... ... ... laquelle on introduit facilement la face antérieure de la dernière p... ... ... médius.

L'ostéite condensante a donné lieu à quelqu... ostéophytes qu'il est facile de voir au milieu de la partie externe et à la partie inférieu... ... sourcil cotyloïdien. Quelques-uns, mais un très petit nombre, existent sur l'émine... iléo-pectinée.

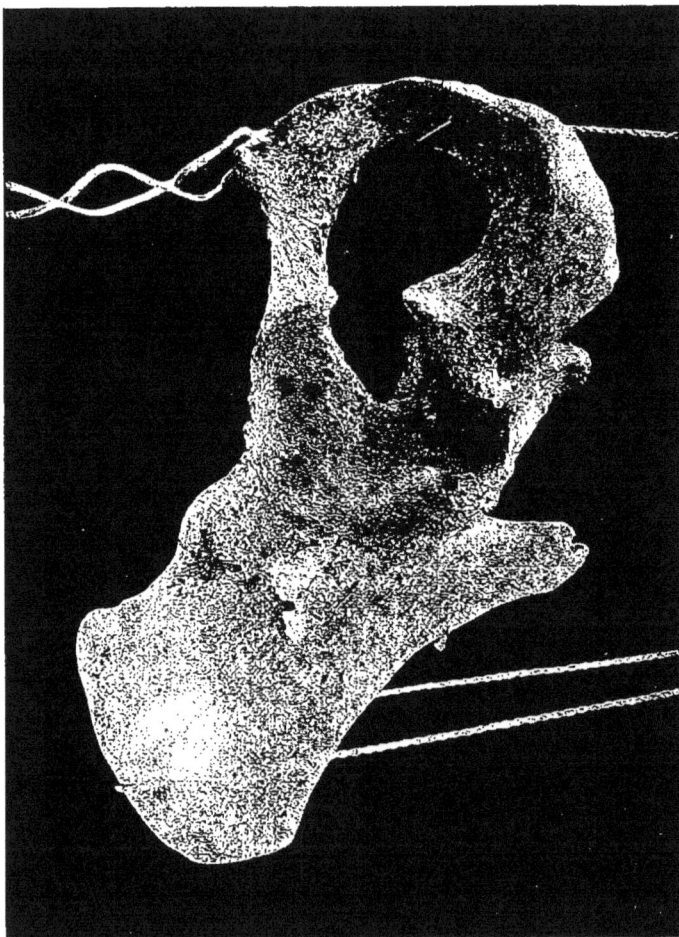

LUXATIONS. — Depuis quelques années, grâce aux travaux de Lannelongue et de Kirmisson, on a constaté que
les luxations produites au cours de la coxalgie s'effec-
tuaient selon deux mécanismes différents. L'étude de ces
luxations se divise donc en deux parties : luxations progressives et luxations soudaines.

Luxations progressives. — Nous avons vu que le processus d'ostéite raréfiante, en même temps qu'il amoin-
drissait la tête fémorale, agrandissait le cotyle par suite
de l'usure du sourcil cotyloïdien. Il arrive qu'à un moment
donné la tête n'est plus retenue dans la cavité ; elle se
déplace peu à peu et bientôt ainsi se trouve réalisée insen-
siblement une luxation.

D'après Lannelongue le mécanisme de ces luxations
relève des trois phénomènes suivants :

1° Attitude fixe du membre et tendance à l'ascension du
fémur par suite de la contracture musculaire.

2° Agrandissement du cotyle en haut par ulcération
compressive.

3° Émergence progressive de la tête hors de la cavité
articulaire normale.

Quant à la fréquence de ces luxations, nous n'avons
rien trouvé à ce sujet dans les auteurs.

Pourtant il est permis de croire qu'elles sont fréquentes,
puisque, jadis, Dupuytren avait donné à la coxalgie le
nom de *luxation symptomatique*, et Boyer celui de *luxation spontanée*.

Si nous consultons nos observations à cet égard, nous
constatons dix fois la luxation progressive.

Sur ce point nous avons eu la réponse de quarante
malades. La proportion de ces luxations est donc de un
quart.

Luxations soudaines. — A côté de ces luxations qui s'établissent progressivement il en existe d'autres, bien plus rares il est vrai, dont le mécanisme est totalement différent. Lannelongue a déjà insisté sur ce point : luxations brusques (*Coxo-tuberculose*, p. 44), et dans ces dernières années Kirmisson en a fait une étude très approfondie. Nous ne saurions mieux faire que de reproduire une partie de l'article de cet auteur, article qui a paru dans la *Revue d'Orthopédie* (1899, p. 26).

« ... Mais à côté de ces subluxations, qui sont tellement fréquentes dans le cours de la coxalgie qu'elles font pour ainsi dire partie du tableau symptomatique de la maladie, on peut observer dans la coxo-tuberculose d'autres déplacements qui, eux, correspondent bien réellement à des luxations véritables. Elles ne sont pas liées à des altérations profondes de surfaces articulaires ; elles ne tiennent pas davantage à l'existence d'une suppuration. Elles sont remarquables en ce qu'elles se produisent tout d'un coup, à une période habituellement très rapprochée du début de la maladie. Elles sont, sous ce rapport, comparables aux luxations soudaines qu'on observe parfois au cours ou à la suite des maladies aiguës...

» Ce qui la caractérise essentiellement, c'est que ce sont des complications se produisant au début même de la coxalgie, au bout d'un ou deux mois. Elles surviennent donc bien avant qu'il y ait, du côté des surfaces articulaires, des altérations graves.

» Elles sont donc essentiellement différentes des pseudo-luxations qui se produisent à la longue et peu à peu dans le cours de la coxalgie comme conséquence de l'usure réciproque des surfaces articulaires. »

Il nous a été donné d'observer une luxation de ce genre

chez un de nos malades : n° 28. Voici une partie de son observation.

Début de la maladie actuelle, il y a trois mois, par une douleur dans le genou gauche. Cette douleur a été considérée comme d'origine rhumatismale et traitée par des frictions.

Dernièrement l'enfant est tombé d'un mur d'une hauteur de un mètre et depuis ce moment il a commencé à souffrir de la jambe.

Au moment où nous examinons l'enfant, la position du membre est si peu en rapport avec une attitude vicieuse de la coxalgie qu'on porte le diagnostic de luxation traumatique.

On endort l'enfant, on opère le redressement et on le place dans un appareil plâtré. A cause de la gonalgie qui avait précédé on craignait une coxalgie.

Six mois après, l'enfant revenait avec un abcès qui s'était ouvert spontanément dans l'appareil et dont la présence affirmait la coxalgie.

Pour terminer ce chapitre nous reproduisons la relation de la seule autopsie qu'il nous a été possible de faire.

P. G., n° 71, âgé de 3 ans. Entre à l'hôpital le 21 octobre 1903 pour coxalgie à la deuxième période.

Antécédents héréditaires. — Père et mère morts de tuberculose pulmonaire, une sœur morte à l'âge de 2 ans de tuberculose locale.

Antécédents personnels. — Rien à signaler.

Début de la maladie actuelle. — En octobre 1902 par de la douleur.

Etat actuel le 22 octobre 1903. — Cet enfant présente tous les signes d'une coxalgie à la deuxième période. Matité aux sommets.

Traitement. — Appareil plâtré le 18 novembre 1903. Le 8 février 1904, il meurt de méningite tuberculeuse.

Autopsie. — 10 février 1904. A l'ouverture du thorax on ne rencontre à l'inspection rien d'anormal. A l'examen normal, on constate de faibles adhérences pleurales du côté droit, sur la face externe du poumon droit, à l'union du lobe supérieur et du lobe moyen. La plèvre contient un quart de verre de liquide hémorragique.

Poumon droit : A la palpation on ne perçoit pas de points indurés. Aucune lésion bacillaire.

Poumon gauche : Congestion assez intense du tiers inférieur, mais pas de foyers tuberculeux.

Cœur normal
Foie   id.
Rate   id.
Rein   id.
Poitrine id.

Méninges : épaississement méningé généralisé ; congestion généralisée à toute la surface des méninges. Les deux hémisphères, mais surtout le droit, baignent dans un exsudat gélatineux. En certains points apparaissent quelques granulations tuberculeuses. Du côté droit, deux ou trois grandes cuillerées d'un liquide séreux teinté de sang. En regardant de plus près, on voit que sur la face externe du lobe gauche les granulations sont assez abondantes : c'est un semis de petits points blancs, à peine jaunes, n'ayant pas tout à fait la grosseur d'un grain de millet. Rien de particulier à signaler dans la substance cérébrale.

Hanche malade : *Cavité cotyloïde.* — Le cartilage articulaire est soulevé, décollé et détruit à sa partie inférieure. La forme de la cavité n'est pas changée : il s'agit surtout de lésions en surface.

Fémur. — Toute l'extrémité supérieure de l'os paraît atteinte ; la surface articulaire de la tête est dépourvue de cartilage.

A la partie inférieure de la tête et du col, nous trouvons une masse fongueuse avec prédominance du tissu fibreux. Pas de pus, pas d'abcès froids, pas de luxations pathologiques.

CHAPITRE IV

SYMPTOMES ET DIAGNOSTIC

Sous ce titre, nous n'avons rien de bien important à signaler. Nous devons pourtant étudier quelques cas qui présentent certaines particularités : c'est ainsi que dans quelques observations nous avons constaté des symptômes ne concordant nullement avec la période à laquelle était arrivée la maladie.

Toutefois, avant d'aborder ce paragraphe, il nous faut insister sur la nécessité d'un diagnostic précoce ; car, plus tôt le traitement sera institué, plus vite l'enfant sera guéri.

Mais ce diagnostic, facile quand la maladie est arrivée à la deuxième ou à la troisième période, n'est pas toujours aussi aisé au début. Il est arrivé, à des chirurgiens fort compétents du reste, de se tromper, et c'est pourquoi les auteurs insistent sur ce point.

En tête de son premier chapitre, Calot place trois aphorismes qu'il faut, dit-il, bien retenir :

« 1° Lorsqu'un médecin est appelé pour un enfant qui a boité sans raison apparente ou qui s'est plaint en marchant, il doit s'imposer de l'examiner nu sur une table.

« 2° L'examen étant négatif du côté du genou, du pied et de la colonne vertébrale, rechercher du côté de la hanche s'il n'existe pas une douleur, même légère, à la pression de la tête fémorale, ou une limitation, même minime, des mouvements articulaires, surtout du mouvement d'abduction. Si oui, il y a arthrite coxo-fémorale et chez les enfants, l'arthrite est presque toujours de nature tuberculeuse.

« 3° S'il existe un allongement de quelques millimètres du côté suspect, c'est une coxalgie vraie. »

Lannelongue insiste de même sur la nécessité d'examiner très attentivement la hanche d'un sujet qui dit souffrir dans cette région :

« Un premier examen ne met pas toujours à l'abri de l'erreur. Si, en effet, l'affection se trouve dans l'une de ces périodes d'accalmie qui sont si communes au début, on ne recueille pas de renseignements concluants. On doit garder une prudente réserve et s'en remettre à une seconde exploration dès que les troubles fonctionnels se reproduisent.» (Lannelongue : *Coxotuberculose*.)

Pour aider à porter ce diagnostic précoce, nous allons indiquer la méthode qui est appliquée dans le service de M. le professeur Estor, chaque fois que l'on croit avoir affaire à un coxalgique. Nous insisterons ensuite sur six signes, décrits du reste dans bon nombre d'ouvrages qui, dans des cas douteux, nous ont permis d'affirmer une coxalgie.

Examen d'un coxalgique

MALADE COUCHÉ : *Inspection*. — Attitude du membre. Position vicieuse du bassin et de la colonne vertébrale (ensellure).

Palpation. — Provoquer par la pression la douleur en divers points : sommet de l'angle obtus formé par l'arcade crurale et l'artère fémorale ; un point situé à deux travers de doigt de l'articulation en dedans du grand trochanter et un peu au-dessous du bord de ce dernier.

Mensuration :
Examen des mouvements :

> Décubitus dorsal : Adduction
> Flexion
> Extension
> Abduction
> Décubitus ventral : Hyperextension

MALADE DEBOUT : Examiner attentivement le malade sur la face antérieure et la face postérieure.

> Atrophie musculaire (fesse) ;
> Abaissement et effacement du pli fessier ;
> Signe de l'épreuve.

(Ce tableau a été tiré du *Guide pratique de chirurgie infantile*, Estor, 1904).

Signes précieux pour porter un diagnostic précoce

1° *Signe du maquignon* : Tout à fait au début, la claudication est difficilement perçue même en regardant aussi attentivement que possible. Ici ce n'est pas l'œil qui doit faire l'observation : c'est l'oreille. L'ouïe, en effet, nous permet, mieux que la vision, de nous rendre compte du rythme de la marche.

A cette période initiale de la coxalgie, l'enfant porte plus rapidement le poids de son corps sur le membre malade en le posant plus légèrement et en y restant appuyé le moins possible. Par conséquent, si l'on prend soin de faire marcher le sujet sur un plan sonore, on s'aperçoit que le bruit de la marche se compose de deux sons alternatifs et différents qui se produisent à des espaces de temps légèrement inégaux.

2° *Signe de l'atrophie musculaire.* — De très bonne heure aussi, il nous est permis de constater l'atrophie musculaire. Encore ici, l'œil et même la mensuration ne sont pas suffisants pour nous indiquer un commencement d'atrophie.

Avec le toucher, on obtient des renseignements plus précis : saisissez à pleine main la cuisse *saine* au niveau de la partie moyenne du quadriceps, vous éprouverez une certaine résistance ; faites la même opération sur la cuisse *malade*, vous aurez une sensation différente : la consistance est moins ferme et vous éprouverez moins de résistance au-dessous de la couche graisseuse sous-cutanée. La même diminution de fermeté s'observe à la jambe, au mollet et surtout à la fesse.

3° *Signe de l'épreuve.* — Un autre signe qui permet de constater le même symptôme est celui que décrit Lannelongue dans son livre sur la coxo-tuberculose. Il est connu sous le nom de *signe de l'épreuve.*

Le malade est placé debout, les talons rapprochés et le poids du corps reposant également sur les deux pieds. Au bout de quelques minutes, on constate dans le membre malade de petits soubresauts : les muscles se contractent et le corps finit par se porter en totalité sur le côté sain.

4° *Signe de l'hyperextension.* — Ménard, dans sa *Coxalgie tuberculeuse*, insiste particulièrement sur ce signe. Après avoir conseillé, quand on veut examiner un

membre, d'examiner successivement les deux en commençant par celui qui est *sain,* pour habituer le malade et
l'empêcher d'opposer à chaque mouvement la résistance
des muscles, ce chirurgien s'exprime ainsi : « Le décubitus dorsal nous a paru peu favorable à l'examen de
l'extension de la hanche lorsque ce mouvement n'est que
très légèrement modifié. Nous faisons alors coucher le
malade sur le ventre et, saisissant d'une main successivement chacune des jambes mise en demi-flexion, nous
portons l'extension de la cuisse à son extrême limite,
tandis que l'autre main, posée sur le sacrum, maintient
le bassin appliqué sur la table. Avec ce procédé, un léger
trouble de l'extension, difficile à démontrer dans le décu-
citus dorsal, ressort avec évidence. » (P. 48.)

5° *Signe de l'abduction.* — Enfin, nous insisterons en
dernier lieu sur un signe que M. le professeur Estor donne
comme excellent — signe indiqué depuis longtemps d'ailleurs par Verneuil :

Le malade étant couché sur le dos et la cuisse fléchie
sur le bassin, on porte le membre dans l'abduction. Bientôt, on est arrêté : il y a une limite qu'on ne franchit pas
sans entraîner le bassin. « Ce signe, dit Lannelongue, est
plus démonstratif encore si on combine la rotation en
dehors avec l'abduction. » Il apparaît plus nettement
quand, suivant les indications de M. Estor, on agit sur
les deux membres à la fois ; on voit alors le membre
malade s'arrêter, tandis que celui qui est sain continue
son mouvement.

6° *Signe tiré de l'excitation des membres inférieurs.* —
Pendant qu'on tient le jeune malade suspendu au-dessous
des aisselles, on excite les membres inférieurs. Le membre sain répond par des mouvements réflexes, par une

véritable agitation, tandis que le membre malade reste dans une immobilité relative. (Lannelongue, p. 108.)

Tels sont les signes dont la recherche nous a rendu service dans quelques cas difficiles. Mais, après avoir diagnostiqué une coxalgie, il faut rechercher à quelle période elle est arrivée.

Diagnostiquer la période à laquelle est arrivée la coxalgie

Ce diagnostic est parfois embarrassant, et parfois, nous n'avons pas trouvé une concordance absolue entre la période et les signes habituellement constatés à cette même période.

Pour mieux faire comprendre ce fait, rappelons en quelques lignes les différentes périodes et les signes qui s'y rapportent.

1re *Période de début* : Signes insidieux, oscillants :
Douleur ;
Claudication (signe du maquignon) ;
Contracture (signe de Verneuil ; signe de l'hyper-extension) ;
Atrophie musculaire (signe de l'épreuve).

2° *Période :* Allongement apparent (inclinaison latérale du bassin) ;
Attitude vicieuse avec flexion, abduction, rotation en dehors ;
Immobilité persistante.

3° *Période :* Raccourcissement (altération osseuse) ;
Flexion, adduction, rotation en dedans.

Ces deux périodes et surtout la troisième peuvent se compliquer d'abcès froids et de luxations.

Ces attitudes classiques, nous avons pu les observer à tous les degrés. Parfois même ces déviations sont poussées à l'extrême, les observations 31 et 39 en font foi ; pour cette dernière en particulier, l'adduction était poussée à un tel point que la cuisse appliquée contre le pubis rendait la miction très difficile.

Mais nous avons aussi observé des exceptions chez le malade qui fait l'objet de la *neuvième* observation ; au lieu de trouver un raccourcissement, raccourcissement qui aurait dû exister puisque la coxalgie en était arrivée à la *troisième période*, nous avons constaté un allongement réel de *trois centimètres*.

Voici d'ailleurs un extrait de cette observation :

N° 9. « Le membre inférieur gauche mesuré, de l'épine iliaque au sommet de la malléole, atteint 79 centimètres, et le côté droit (côté sain) 76 centimètres.

» Nous ne trouvons rien qui puisse nous expliquer cet allongement réel. Le bord supérieur du grand trochanter gauche paraît être au-dessous de la ligne Roser-Nélaton. Le pied est en rotation en dehors ; la jambe n'est ni en abduction, ni en adduction, ni en flexion.

» La douleur empêche de communiquer des mouvements au membre inférieur gauche. »

Malgré nos recherches, nous n'avons pu trouver un seul fait semblable dans les divers auteurs que nous avons consultés à ce sujet. Pourtant dans l'ouvrage de Gross, Rohmer et Vautrin, nous avons lu ceci :

« A côté de l'allongement apparent, quelques auteurs admettent un allongement *réel* très faible ; autrefois on faisait intervenir le gonflement du cartilage, du ligament rond, l'épanchement lui-même. Hueter et Lossen pensent que cet allongement, *qui se mesure en millimètres*, tient à la suractivité pathologique du cartilage sérié de la tête du fémur.

Il résulte de ces lignes que cet allongement ne nous paraît devoir être expliqué que par une prolifération inusitée du cartilage conjugal due à une irritation extrême.

Les observations 19, 38, 46, 49 nous indiquent pour des malades arrivés à la *troisième période*, une rotation *en dehors* très marquée, alors qu'à cette période la règle générale est la rotation *en dedans*.

Plusieurs auteurs ont cité le même fait : Portal, Audran, Marjolin, Gibert, Stromeyer, Billroth et Kœnig. Enfin Jalaguier a donné une observation semblable qui est citée en grande partie par Ménard (*Coxalgie tuberculeuse*, page 71).

Ces derniers expliquent cette particularité par une luxation qui se serait produite en avant, dans le trou obturateur, au lieu de se faire en arrière dans la fosse externe.

Pour nous, il nous paraît que cette rotation en dehors s'explique ou par un éculement de la cavité cotyloïde, très marqué en avant, comme il s'en est produit un sur l'os de la planche V ; ou bien par un effondrement en avant de cette même cavité. Dans la planche IX, ce phénomène est poussé à un tel point que le cotyle communique avec le trou obturateur.

Raccourcissement réel : On l'explique généralement par l'éculement de la cavité cotyloïde ou la luxation pathologique du fémur. Nous pensons qu'il faut aussi faire jouer un certain rôle à la *coxo-vara* symptomatique sur laquelle nous avons attiré l'attention.

Erreurs possibles de diagnostic.

Malgré toute l'attention que l'on peut porter à l'examen d'un malade, il peut arriver de faire un diagnostic inexact. Les auteurs indiquent comme erreur possible :

La paralysie infantile, commémoratifs. Limitation très rare aux muscles de la hanche. Liberté de l'articulation.

Coxalgie hystérique. Stigmates de l'hystérie. Pas de traces d'atrophie musculaire.

Sacro-coxalgie. La douleur ne siège pas à la hanche, mais bien plus en arrière. Toucher rectal.

Mal de Pott compliqué d'abcès iliaque ou iléo-fémoral. Explorer attentivement la colonne vertébrale.

Luxation congénitale. Absence complète de douleurs.

Enfin l'erreur de diagnostic est, dans quelques cas, facile. Arthrite rhumatismale et ostéomyélite de l'extrémité supérieure du fémur. Si nous insistons sur ces deux points, c'est que ces faits se sont produits sous nos yeux.

Arthrite rhumatismale. Le nº 14 a été considéré pendant quelque temps comme atteint de cette affection, et bien que son observation ait été publiée par M. le professeur Estor, nous n'hésitons pas à la reproduire ici à cause de son intérêt :

L... B..., âgé de 11 ans, est entré à l'hôpital le 27 *juin* 1898.

Nous ne trouvons rien à signaler dans ses antécédents héréditaires; son père et sa mère sont bien portants ; il a une sœur âgée de 9 ans qui est en bonne santé.

Il nous raconte qu'en juin 1897 il a souffert de violentes douleurs articulaires qui l'ont forcé à garder le lit pendant quatre mois. Pendant cette maladie, presque toutes les articulations ont été successivement prises et le médecin a porté le diagnostic de rhumatisme articulaire aigu. (*Rhumatisme tuberculeux primitif.*)

Depuis ce rhumatisme, il a été constamment gêné par une légère raideur de la hanche gauche. Le 16 février 1898, cette articulation est devenue douloureuse, et à partir de ce jour, les phénomènes douloureux se sont progressivement accrus jusqu'au moment de l'entrée à l'hôpital.

A cette époque, nous trouvons l'articulation coxo-fémorale gauche immobilisée par de la contracture musculaire, mais ne présentant bien nettement aucune des attitudes vicieuses de la coxalgie. Les douleurs spontanées sont vives et s'exagèrent par la pression exercée sur la jointure et par les mouvements provoqués. Raccourcissement apparent considérable, pas de raccourcissement réel. Les autres articulations, ainsi que le système osseux, n'offrent rien d'anormal ; pas de lésions viscérales. Vu le rhumatisme grave que nous avons relevé dans les antécédents personnels du malade, nous pensons qu'il s'agit peut-être d'une arthrite rhumatismale, et, à partir du 8 juillet 1898 jusqu'au 27 juillet de cette même année, nous prescrivons successivement, et sans aucun succès, du salicylate de soude et de l'antipyrine.

Le 29 juillet 1898, nous portons le diagnostic de coxalgie et nous immobilisons dans un appareil plâtré la hanche malade.

Le 5 janvier 1899, on trouve sur la face externe de la cuisse gauche un abcès froid, bien collecté, qui est injecté à l'éther iodoformé.

Le 8 mars 1899, second abcès dans la fosse iliaque gauche, qui est aussi ponctionné et injecté à l'éther iodoformé.

Juillet 1899, les deux abcès se sont fistulisés et communiquent entre eux. État général très mauvais ; fièvre hectique. Nous nous décidons à inciser largement les clapiers et à établir un large drainage.

16 décembre 1899. — La fièvre a complètement disparu; état général très bon ; l'écoulement purulent est très peu abondant.

12 avril 1901. — Les trajets sont complètement fermés; nous permettons la marche avec des béquilles. Le raccourcissement réel est de 3 centimètres. Nous envoyons l'enfant à Balaruc, où il sera soumis à un traitement par les bains salés et les boues thermales.

8 juin 1901. — L'enfant revient de Balaruc, sa hanche va bien; mais il nous raconte que pendant son séjour aux bains de Balaruc, il a été repris de rhumatisme avec fièvre et qu'il a beaucoup souffert de l'épaule, du coude, de la main gauche, du genou du cou de pied droit. (*Rhumatisme tuberculeux secondaire*).

Mai 1904. — Il nous apprend qu'en 1902, il a eu deux abcès qu'il a soignés lui-même. Actuellement la hanche est complètement ankylosée en rectitude, sauf une légère rotation du pied en dedans. Le raccourcissement est de 0,06.

Ostéomyélite. — Dans l'observation n° 13 nous trouvons :

Avant le 11 août 1897, cette enfant n'avait jamais souffert de la hanche, et ce jour-là, le matin, elle a pu faire quatre kilomètres à pied. Vers le soir, sans cause connue, sans traumatisme, après avoir joué toute la journée, elle a senti une douleur brusque et vive dans la hanche droite. On a été obligé de la porter à bras chez elle, la marche étant impossible.

Il y a quelques mois, il s'est formé au niveau de la face externe du grand trochanter gauche, un abcès très douloureux qui s'est ouvert spontanément Quelques jours après, un autre abcès douloureux s'est ouvert spontanément sur la face interne de la cuisse droite ou au tiers moyen. Enfin, récemment, il s'est formé une collection sur la face externe de la hanche droite qui n'est pas encore ouverte.

Nous portons le diagnostic d'ostéomyélite de l'extrémité supérieure du fémur droit, ouverture brusque d'un abcès dans l'articulation, foyer d'ostéomyélite extra-artilaire au niveau du grand trochanter gauche. On ponctionne cet abcès, il en sort du pus bien lié que l'on fait analyser. La réponse du laboratoire est que c'est du pus de tuberculose.

Il est évident que dans ce cas, l'abcès s'était ouvert directement dans l'articulation, après avoir traversé le cartilage diarthrodial.

Quoi qu'il en soit, il résulte de ces deux observations que si parfois le diagnostic n'est pas aisé, cela tient, dans quelques cas, à un mode de début qui n'est pas habituel à la coxalgie Il nous paraît utile, par conséquent, d'étudier les diverses modalités de ce début.

CHAPITRE V

ÉVOLUTION DE LA COXALGIE

Début. — Durée

Début. — Préciser le début est chose peu aisée, aucun symptôme ne révélant la présence d'un foyer tuberculeux intra-osseux. Ces foyers sont, en effet, indolores et ce n'est que lorsque le processus morbide envahit les parties voisines et principalement la synoviale, qu'apparaît la douleur ou la claudication. A ce sujet, il nous est difficile d'indiquer quel est le premier de ces deux symptômes qui donne l'éveil: toutefois, pour Lannelongue et Kirmisson, c'est la claudication qui apparaît la première. L'enfant se fatigue plus vite ; lorsque arrive la fin de la journée, il boite légèrement, ce qui ne lui arrive pas le matin au réveil.

Mais si, dans la majorité des cas, l'établissement de ces divers symptômes se fait d'une façon très lente, il est quelques observations où nous trouvons un début brusque; c'est ce qui est arrivé en particulier pour le n° 13, dont nous avons donné une partie de l'observation. Le début de la coxalgie du n° 3 s'est fait aussi très rapidement. Jusqu'au 20 juin 1895, l'enfant ne s'est jamais plaint. Ce jour-là, à son réveil, il ressent une vive douleur au niveau du pli de l'aîne droite. Ces douleurs persistent pendant huit jours et l'enfant est obligé de garder le lit. Le neuvième jour, il peut aller à l'école à pied, mais on s'aperçoit qu'il boite.

Comme conclusion, on peut dire que généralement la maladie s'établit d'une façon lente et insidieuse, quelquefois aussi les symptômes s'établissent très rapidement.

La coxalgie a donc un début varié. Etudions maintenant si sa durée présente aussi des différences intéressantes.

DURÉE. — La durée de la coxalgie est presque toujours très difficile à préciser. Comment déterminer le moment où a commencé le processus morbide ? Nous avons vu, en effet, que les premiers symptômes n'apparaissaient que bien après le début des lésions osseuses. Or, selon la marche lente ou rapide de la coxalgie, ces symptômes mettront plus ou moins de temps à apparaître. Par conséquent, attribuer une date exacte au début est fort difficile pour ne pas dire impossible dans bien des cas. De même, si l'on considère l'apparition des symptômes comme le début de la maladie, on trouve, ici encore, des difficultés. Il faut se souvenir, en effet, que principalement au début, les symptômes sont très fugitifs : ils peuvent apparaître puis disparaître plusieurs fois avant leur établissement définitif.

De ce fait, cette date de l'apparition des symptômes sera difficile à déterminer, d'autant plus qu'il s'agit d'enfants, c'est-à-dire de malades peu observateurs et à mémoire infidèle.

Quoi qu'il en soit, la coxalgie est considérée par les auteurs comme étant une maladie de longue durée. Kirmisson lui assigne un espace de temps qui varie entre 2 et 5 ans.

Nous avons essayé d'établir la durée de la maladie pour les malades que nous avons pu revoir. Les résultats sont consignés dans la courbe ci-jointe :

Tableau C

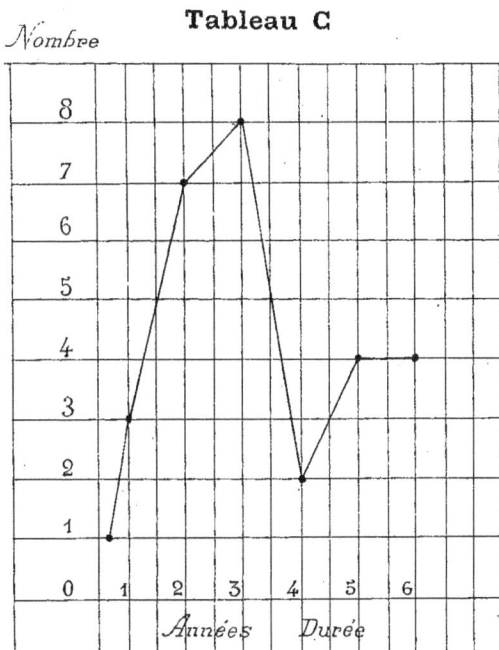

D'après ce graphique, il est aisé de voir que les coxalgies d'une durée de 2 et 3 ans sont les plus nombreuses. En prenant la moyenne de ces 28 cas, nous obtenons une durée de 3 ans et demi à peu près. Donc, puisque l'on ne peut être certain de donner des résultats précis, à cause de la difficulté de déterminer exactement le début, il est raisonnable de dire avec Kirmisson que la durée moyenne est de 2 à 5 ans.

On peut d'autant mieux indiquer ces limites, sans d'ailleurs les donner comme certaines, qu'il nous a été donné de voir des coxalgies à allure très rapide se terminer en moins d'un an par la mort (n⁰ˢ 69, 19, 28, 40, 71).

Par contre, une durée bien plus longue a été constatée. Le n° 15 est coxalgique depuis 7 ans ; le n° 46 depuis 8 ans ; le n° 30 depuis dix ans ; enfin, le n° 79 depuis *douze ans* ; il nous faut ajouter que ces quatre malheureux malades ne sont nullement guéris.

Durée de la maladie par rapport à la précocité du traitement.— Nous avons recherché s'il y avait un rapport entre la durée de la coxalgie et l'espace de temps qui s'est écoulé entre le début et l'institution du traitement.

Voici les résultats que nous avons trouvés :

Tableau

DURÉE TOTALE DE LA MALADIE	LAPS DE TEMPS qui s'est écoulé entre le début et le commencement du traitement	NOMBRE DE CAS
Moins d'un an	3 mois	1
Un an	Quelques jours	1
	2 mois	1
	10 mois	1
Deux ans	De quelques jours à 2 mois	3
	3 mois	1
	6 mois	1
	1 an	1
Trois ans	De quelques jours à 5 mois	4
	De 5 mois à 1 an	1
	De 1 an à 2 ans	2
Quatre ans	2 ans	2
Cinq ans	De 6 mois à 1 an	2
	2 ans	1
	3 ans	2
Six ans	1 an	1
	2 ans	1
	3 ans	2
Au-dessus de six ans	9 mois	1
	4 ans	1
	5 ans	1
	12 ans	1

Un simple coup d'œil jeté sur ces tableaux permet d'affirmer qu'il y a, dans la grande majorité des cas, une relation entre la durée de la maladie et la précocité du traitement, en un mot que : plus tard le traitement est institué, plus longtemps dure la coxalgie.

Ces résultats ne sont d'ailleurs qu'approximatifs. En effet, pour arriver à une quasi-certitude, il faudrait rechercher pour chaque cas quelles ont été les conditions du traitement, s'il y a eu des abcès, quelle a été la rapidité d'évolution de la maladie ou, pour mieux dire, quel temps la maladie a mis à passer d'une période à l'autre, quel était l'état général du sujet... Mais il faudrait alors établir une moyenne pour chaque malade. Aussi, par suite de la diversité des facteurs, on se rend parfaitement compte qu'il ne peut y avoir de règles générales et que, pour la coxalgie en particulier, se vérifie l'adage bien connu : « Il n'y a pas de maladies, il n'y a que des malades. »

CHAPITRE VI

PRONOSTIC ET RÉSULTATS

De même que pour établir un diagnostic certain il faut tenir compte de tous les symptômes, de même, pour porter un pronostic, il faut se baser sur des facteurs assez nombreux. Aussi allons-nous rechercher dans ce chapitre les diverses conditions grâce auxquelles on pourra prévoir l'avenir d'un coxalgique.

Mortalité

Tout d'abord, le premier point à élucider est relatif à la mortalité :

En 1899, Félizet disait à la Société de chirurgie :

« Sur *quatre-vingts* sujets atteints de coxalgie entre le quinzième mois de la vie et l'âge adulte, savez-vous combien on en trouve survivant à l'âge de vingt ans ? J'en ai trouvé *neuf* vivants et assez bien portants. Sur les soixante et onze décédés, vingt avaient succombé à l'épuisement, à l'extension des abcès, à l'érysipèle et presque toujours la néphrite avait terminé la scène ; elle avait précédé et compliqué, dans le reste des cas, la pneumonie tuberculeuse, l'entérite... Enfin j'ai relevé quinze cas de tuberculose avérée. »

Deux ans plus tôt, à la même Société, nous trouvons une statistique de l'hôpital Trousseau : sur 212 enfants coxalgiques, 11 sont morts, dont 7 de méningite et 4 de complications pulmonaires.

Good donne comme mortalité 88 p. 100, Jacobsen (de Copenhague) 73 p. 100. La Société médicale de Londres 65,5 p. 100 et 42 p. 100, Hulter 50 p. 100, Marjolin 20 p. 100, Cazin 14 p. 100, Kirmisson 10 p. 100, Lorenz 6 p. 100.

A l'hôpital Alexandra de Londres, où l'on ne soigne que des coxalgiques, on donne 26 p. 100.

On voit que les auteurs ne s'entendent guère, mais il faut se garder de comparer ces statistiques entre elles : d'abord les premières ont été faites au temps où l'on faisait la résection préventive, ce qui a assombri de beaucoup les résultats ; de plus, Félizet établit sa moyenne sur une longue période ; Kirmisson, au contraire, ne l'établit que pour deux années. Yale, après avoir rassemblé toutes les statistiques publiées, arrive à cette conclusion que la mortalité varie dans les environs de 30 p. 100.

Pour nous, qui envisageons un espace de sept ans, nous avons eu *treize* morts sur *quarante-huit* malades. Cela nous donne donc comme proportion 27 p. 100.

A cela on pourra nous reprocher de donner une statistique où il n'entre que des malades hospitalisés, c'est-à-dire des enfants qui, du fait de leur situation sociale, n'ont pas tous les soins nécessaires. C'est très vrai, mais parmi ceux qu'il nous a été possible de retrouver, il en est qui ont un état général, parfois même local très mauvais, et si dans un ou deux ans nous recherchions ces quarante-huit malades, il est probable que plusieurs manqueraient à l'appel.

Or, quand une opération donne une mortalité de 15 0/0

environ, elle est considérée comme grave : que dire alors d'une maladie qui donne 27 0/0 de mortalité?

CAUSES DE LA MORT CHEZ LES COXALGIQUES. — On peut dire que les coxalgiques meurent de deux façons : ou bien du fait de septicémie chronique et dégénérescence amyloïde, ou bien du fait d'une autre manifestation tuberculeuse.

Septicémie chronique et dégénérescence amyloïde : Certains malades, qui ont eu une suppuration très abondante, sont morts dans un marasme complet. Cette suppuration, malgré tous les traitements qu'on a pu lui opposer, se complique de septicémie chronique ; dès lors, il se fait une résorption qui ne tarde pas à aboutir à des dégénérescences viscérales : dégénérescence graisseuse ou amyloïde consécutive, qui est, dans la majorité des cas, la terminaison ultime de ces suppurations prolongées. Pour deux de nos malades, la mort s'est produite dans de semblables conditions.

Autre complication tuberculeuse : En général, ces complications, qui entraînent la mort des coxalgiques, sont la méningite et la tuberculose pulmonaire. En 1880, à l'hôpital Alexandra, de Londres, on a noté 33 morts sur 614 malades : 12 ont été causées par la méningite, 5 par la tuberculose pulmonaire et 9 par dégénérescence amyloïde.

En comparant nos divers décès, nous trouvons qu'il faut incriminer 7 fois la méningite et 3 fois la tuberculose pulmonaire. Donc, pour nous, ce serait la méningite tuberculeuse qui enlèverait le plus de malades.

Sur ces treize morts, il nous faut faire une mention spéciale pour le n° 26. Ce malheureux enfant est mort par

suite du traitement que nous lui avons appliqué. Nous
rappellerons son souvenir quand nous parlerons du traitement des abcès. C'est, en effet, pendant qu'on lui faisait
une injection de naphtol camphré qu'il est mort subite-
ment sur la table d'opération.

Age : L'âge a-t-il une influence sur la terminaison
fatale de la maladie ? Nélaton, Guersant et Lannelongue
sont d'avis que dans le jeune âge la coxalgie est beaucoup
moins grave que plus tard.

« A cette période du développement, dit Lannelongue,
les extrémités des os sont formées par des masses
épaisses de cartilage, qui ne contiennent que de très
petits noyaux ossifiés. Or, le cartilage résiste à l'envahis-
sement tuberculeux ; par suite, les lésions consécutives
sont moindres ou nulles : la maladie peut évoluer et
guérir avant d'avoir envahi l'article. De plus, dans le
cours des deux premières années, les petits sujets n'auront que peu ou point marché, nouvelle condition favorable ; enfin, il semble qu'à cet âge la résistance orga-
nique soit plus grande et que le processus de réparation
a une puissance plus rapide. »

Nous avons eu un cas de mort chez un enfant âgé de
un an ; il est vrai que ses père et mère avaient succombé
à la tuberculose pulmonaire et que, lui-même, lorsque nous
avons commencé à le traiter, avait les sommets fortement
atteints. Quoi qu'il en soit, nous n'avons pu comparer la
mortalité chez les enfants et chez les adultes, n'ayant pas
de statistique personnelle relative à la coxalgie des
adultes.

Nous avons recherché la proportion de morts qu'il y a
chez les enfants atteints de coxalgie entre quelques jours

et deux ans, trois ans et sept ans, huit ans et quinze ans
Voici les résultats :

$$
\begin{array}{llll}
\text{de } 0 \text{ à } & 2 \text{ ans :} & 5 \text{ cas} & 1 \text{ mort} = 20 \ 0/0 \\
- 3 \text{ à } & 7 \ - & : 25 \ - & 6 \ - \ = 24 \ 0/0 \\
- 8 \text{ à } 15 \ - & : 16 \ - & 5 \ - \ = 31 \ 0/0
\end{array}
$$

La mortalité croît donc généralement à mesure que le
début se fait à un âge plus avancé. Par conséquent le
pronostic sera d'autant plus grave que l'enfant sera plus
âgé.

Etat général au moment de l'institution du traitement.
— Une autre condition qui assombrit d'une manière certaine le pronostic, c'est l'état général du sujet au moment
où commence le traitement. Sur les 13 cas de morts, nous
trouvons :

Etat général mauvais. 8
Etat général assez bon. . . , . . 1
Etat général bon 1
Pas de renseignements. 3

Notons que celui qui avait un état général bon est mort
des suites d'une ponction. Ce facteur est donc à considérer quand on établit le pronostic.

Autres lésions concomitantes. — Après avoir envisagé
l'état général, il faut aussi considérer l'existence possible
d'autres lésions. Sur trois malades décédés nous trouvons:
N° 1 : tumeur blanche du coude gauche.
N°ˢ 40 et 71 : poumons atteints
Or, comme nous avons soigné en tout sept malades présentant des localisations bacillaires diverses, la mortalité
pour cette catégorie arrive à 43 p. 100.

Etat local. — Deux points sont ici à considérer : la période où se trouvait le sujet au début du traitement, l'existence d'abcès.

1re période : A ce sujet nous pouvons donner le tableau suivant :

Sur 6 coxalgiques entrés à la 1re période, il y a 6 cas de mort 16,6 o/o
— 4 — 2e — 8 — 24,2 o/o
— 11 — 3e — 4 — 36,3 o/o

Ce résultat n'a rien qui puisse nous étonner, d'abord parce qu'il est bien naturel qu'une maladie soit plus grave à mesure que les lésions avancent, et de plus, parce qu'à la troisième période les abcès sont bien plus fréquents. Il nous faut donc étudier le rôle des abcès au point de vue du pronostic.

Abcès : D'après les dernières recherches sur les abcès, l'opinion admise est que leur présence n'entre que très peu ou pas du tout dans le pronostic. L'abcès tuberculeux n'est pas, en effet, une collection purulente au sens propre du mot. Le contenu n'est formé que par des détritus organiques et est complètement dépourvu de microbes pyogènes. Tant que cette collection restera fermée, les choses resteront en l'état ; mais que, par suite d'une cause quelconque (ouverture spontanée ou provoquée), le contenu vienne à se faire jour à l'extérieur, une fistule s'établira par où les germes pyogènes pourront pénétrer.

Dès lors, l'abcès deviendra septique et le malade subira toutes les conséquences d'une suppuration prolongée :

Sur 15 malades à abcès fistulisés 4 sont morts = 26,6 o/o
— 21 — non 3 — = 14,2 o/o

A l'hôpital Alexandra, sur 384 cas donnant 100 morts,

c'est-à-dire une mortalité de 26 p. 100, il y avait 260 suppurants qui donnaient une mortalité de 35,5 p. 100.

Si donc les abcès en eux-mêmes ne sont pas de nature à assombrir le pronostic d'une manière notable, la présence de fistules, créées et entretenues par une suppuration prolongée, est de nature à aggraver l'état du malade.

Il est bien certain cependant que, malgré tous les soins, il est parfois fort difficile, pour ne pas dire impossible, d'empêcher leur ouverture. D'après Calot, cette ouverture ne proviendrait que d'une cause : la technique a été défectueuse. Quoi qu'il en soit, un abcès n'aggrave le pronostic que s'il est fistulisé.

Hérédité. — Enfin, un dernier facteur dont l'étude s'impose est l'hérédité. Au chapitre de l'étiologie nous avons vu que neuf de nos malades avaient eu des antécédents tuberculeux. Sur ces neuf nous en avons revu cinq, et, comme sur ce nombre deux sont morts, cela donnerait une mortalité énorme de 40 p. 100. Cependant, il ne faudrait pas s'empresser de conclure à l'influence de l'hérédité, car ces malades ont été bien peu nombreux pour que nous puissions donner un résultat bien affirmatif.

Le pronostic ne doit pas seulement tenir compte de l'éventualité possible de la mort, il faut aussi envisager la guérison et l'état dans lequel se trouvera le malade après cette heureuse terminaison.

Guérison

Si l'on entend par guérison, la disparition de tout phénomène inflammatoire, la coxalgie guérit.

D'après tous les enfants que nous avons revus, nous avons pu dresser le tableau suivant :

I P : 6 malades : 1 mort 4 guéris 0 non guéris 1 en traitement
II P : 38 — 8 — 21 — 4 — 5 —
III P : 12 — 4 — 4 — 3 — 1 —

Mais prendre le terme de guérison dans ce sens n'est pas très exact ; qui dit guérison, veut entendre par là le retour complet de toutes les fonctions de l'organe. Nous verrons au chapitre des résultats que cette *restitutio in integrum* arrive bien rarement après une coxalgie. Disons simplement ici qu'il n'y a eu que trois malades qui ont recouvré la même longueur de leurs membres inférieurs avec une liberté complète des mouvements de la hanche. Pour être plus explicite, voici les résultats que nous avons obtenus :

Guérisons sans ankylose et sans raccourcissement. . . 3
Guérisons sans ankylose et avec raccourcissement. . . 2
Guérison avec ankylose et sans raccourcissement. . . 1
Guérisons avec ankylose et avec raccourcissement. . . 23

Pour ceux de cette dernière catégorie, le raccourcissement varie entre un et neuf centimètres. A ce propos, il nous faut attirer l'attention sur un point :

Troubles trophiques ultérieurs : Du fait de la maladie, la nutrition de tout le membre malade peut être fortement altérée. Dans son livre sur les *Difformités acquises de l'appareil locomoteur,* Kirmisson reproduit une photographie remarquable à ce sujet. Ce trouble de nutrition se manifeste sur le bassin ; ces déformations pelviennes ont été étudiées au point de vue obstétrical par Litzmann (*Du bassin oblique ovalaire produit par la coxalgie unilatérale,* Kiel, 1853).

Sur quatre de nos malades, il nous a été donné de constater ce phénomène. Voici les résultats des mensura-

7

tions effectuées après guérison et à quelques années de distance :

N° 8 Raccourcissement en 1900 : 0,04   en 1904 : 0,09
    18   —   — : 0,01   —   0,03
    37   —   1902 : 0,02   —   0,04
    41   —   — : 0,02   —   0,06

Il va sans dire que sur chacun de ces malades, la différence de grosseur du membre était très appréciable ;
comme nous n'avions à ce sujet aucune indication à la sor-
tie de l'hôpital, nous ne pouvons donner de renseignements
certains.

La possibilité de ce raccourcissement ultérieur n'est
pas faite pour alléger le pronostic.

CONCLUSION. — Le pronostic de la coxalgie est grave, à
cause :

1° De la mortalité très élevée qui pour nous est au moins
de 27 °/₀.

2° De l'ankylose et du raccourcissement (immédiat ou
ultérieur) probables du membre malade — phénomènes
qui, dans certains cas, troublent gravement le jeu de l'appareil locomoteur.

Les éléments du pronostic se tirent surtout :

1° De l'âge ;

2° De l'état général du malade ;

3° De l'état local : influence de la période ;

       —   —   des abcès fistulisés ;

       —   —   des luxations progressives
(raccourcissement) ;

4° Des soins qu'il recevra : diagnostic et traitement
précoce.

5° De l'hygiène qu'il suivra tant chez lui qu'à l'hôpital.

CHAPITRE VII

TRAITEMENT (1)

Selon que la coxalgie sera arrivée à l'une ou à l'autre de ses trois périodes, il faudra lui opposer un traitement légèrement différent ; mais, ce qui doit être le principe dominant, c'est d'immobiliser d'une manière complète l'articulation de la hanche et de relever les forces du malade par une hygiène bien appropriée. C'est-à-dire que nous avons deux traitements à envisager : l'un pour l'état général, l'autre pour l'état local.

TRAITEMENT GÉNÉRAL. — Nous n'avons pas grand'chose à en dire : c'est le traitement qui convient à toutes les tuberculoses qu'il faudra faire suivre à ces malades. Séjour au bord de la mer, mais surtout séjour aussi complet que possible au grand air : lorsqu'on ordonne l'immobilisation, bien des familles croient que cela implique une claustration dans une chambre peu ou point aérée. C'est une erreur absolue, il faut que le coxalgique passe toutes ses journées dehors, à la campagne si possible, et, à con-

(1) Nous avons, pour ce chapitre, puisé largement dans le livre de M. le professeur Estor, *Guide pratique de chirurgie infantile*, 1904.

dition de bien le couvrir, on est tout étonné de ne jamais le voir enrhumé. La nuit aussi, les fenêtres de la chambre devront être grandement ouvertes, à condition toutefois d'empêcher l'air d'arriver directement sur le lit : le système des volets dits à persienne est excellent.

A côté de cette aération continue, sur laquelle nous ne saurions trop insister, car souvent les parents ne se rendent pas compte de son importance, on pourra donner de l'huile de foie de morue, du phosphate de chaux, du cacodylate de soude, etc.

TRAITEMENT LOCAL. — Il est différent, avons-nous dit, pour chaque période : c'est vrai ; mais l'immobilisation est le principal moyen d'action que nous devons employer tout le temps de la maladie.

1re *Période.* — Dans quoi et comment allons-nous immobiliser? Depuis que Bonnet a formulé, en 1845, les véritables principes du traitement, bien des appareils ont été inventés ; les indiquer tous serait fastidieux ; contentons-nous de dire qu'ils sont tous construits en vue d'immobiliser la hanche, mais soit en obligeant le malade à rester couché, soit en permettant la marche. Les appareils de cette dernière catégorie ne donnent pas une sécurité absolue, malgré l'extension continue qu'on leur adjoint. Il est à remarquer que les chirurgiens américains, jadis très partisans de ce genre d'appareils, reviennent sur leur appréciation et déclarent que, dans les arthrites, l'immobilisation doit être ramenée du second au premier plan.

Pour Kirmisson et pour nous, ces appareils permettant la marche ne peuvent être considérés que comme des appareils de convalescence, et l'on ne doit s'en servir que lorsque les phénomènes inflammatoires ont disparu depuis longtemps.

A la Clinique des enfants, l'appareil préféré pour l'immobilisation des coxalgiques, c'est la gouttière de Bonnet. (Nous ne donnons pas une figure de cette gouttière, ni de la voiture qui sert à les transporter ; ces deux appareils figurent dans tous les catalogues d'orthopédistes.) D'aucuns prétendent qu'elle est « sordide ». Nous ne saurions trop nous élever contre cette appréciation. Il est bien évident que pour employer un tel appareil on doit avertir les parents pour qu'ils soignent leurs enfants d'une manière spéciale. Ce n'est pas le chirurgien qui guérit une coxalgie : il ne fait qu'indiquer les moyens, mais c'est la mère qui contribuera, on peut dire dans la plus large part, à la guérison de son enfant, si elle suit bien les conseils donnés; c'est elle qui par sa surveillance continuelle veillera à tenir son enfant dans un état de propreté extrême. Les excoriations, dont la présence est si à redouter par le fait d'un décubitus longtemps prolongé, seront de la sorte évitées. Tous les jours la mère procèdera à une toilette qui, pour ne pas être complète, n'en sera pas moins faite avec soin ; elle veillera à ce que le malade ne se salisse pas chaque fois qu'il ira à la selle. Enfin tous les huit jours, elle sortira l'enfant de sa gouttière, avec toutes les précautions nécessaires et procèdera à une toilette générale en le lavant entièrement à l'eau chaude sur tout le corps.

Les vêtements du patient immobilisés auront la forme d'un tablier d'enfant, c'est-à-dire fermés par devant et ouverts par derrière, disposition qui permet leur changement sans remuer l'enfant ; pour plus de propreté, on mettra entre lui et la gouttière un drap de toile fine coupé exactement à la forme de l'appareil qui sera retenu par des épingles anglaises ; — ce drap sera changé tous les huit jours, au moment du complet nettoyage. Il sera bon de faire coïncider ce moment avec la visite du chirurgien. Ce dernier devra examiner son malade tous les deux mois pour s'assurer de la présence possible d'un abcès et pour devancer son ouverture pour toutes les raisons données plus haut.

Si les moyens de la famille le permettent, il est encore préférable d'avoir deux gouttières. On pourra ainsi faire les réparations nécessaires, sans discontinuer l'immobilisation.

Quelle que soit la raison, le malade ne doit pas, en effet, abandonner l'immobilisation complète jusqu'à ce que tout phénomène inflammatoire ait disparu depuis quelque temps. Certains parents ont l'habitude, au moment des repas, de soulever l'enfant par les épaules. Cette manière de faire est à proscrire d'une façon absolue.

On doit au contraire, pour plus de sûreté, faire coudre à la partie antérieure de la chemise, de chaque côté en avant des épaules, une bande de toile large de 8 centimètres et longue de 60 à 70 ; ces deux bandes dirigées transversalement, sont conduites au-dessous de la gouttière et nouées au-dessous d'elle. Il est de la plus haute importance de bien immobiliser le thorax, car si le malade se soulève, le mouvement d'élévation du tronc se passe en grande partie dans les articulations coxo-fémorales. Pour faciliter la déglutition, on doit soulever la gouttière elle-même. Il existe à la Clinique des enfants une table dont nous donnons ci-contre le dessin, qui en même temps permet d'incliner l'appareil et de transporter facilement le malade.

Toutefois, l'immobilisation n'est pas toujours acceptée. Il ne faut pas craindre, dans une telle conjoncture, de faire entrevoir à ces malheureux parents les résultats funestes du manque d'immobilisation ; on doit les péné-.

trer de cette idée que plus leur enfant remuera, moins il aura de chances de guérir et de plus, qu'en agissant de la sorte, des abcès se formeront qui pourront nécessiter parfois une intervention chirurgicale des plus graves.

Si nous insistons particulièrement sur ce point, c'est que ce fait s'est passé devant nos yeux : nous avons vu des enfants admirablement soignés par leur mère, guérir sans ankylose et sans raccourcissement, tandis que d'autres, mal soignés, sont revenus dans un état lamentable.

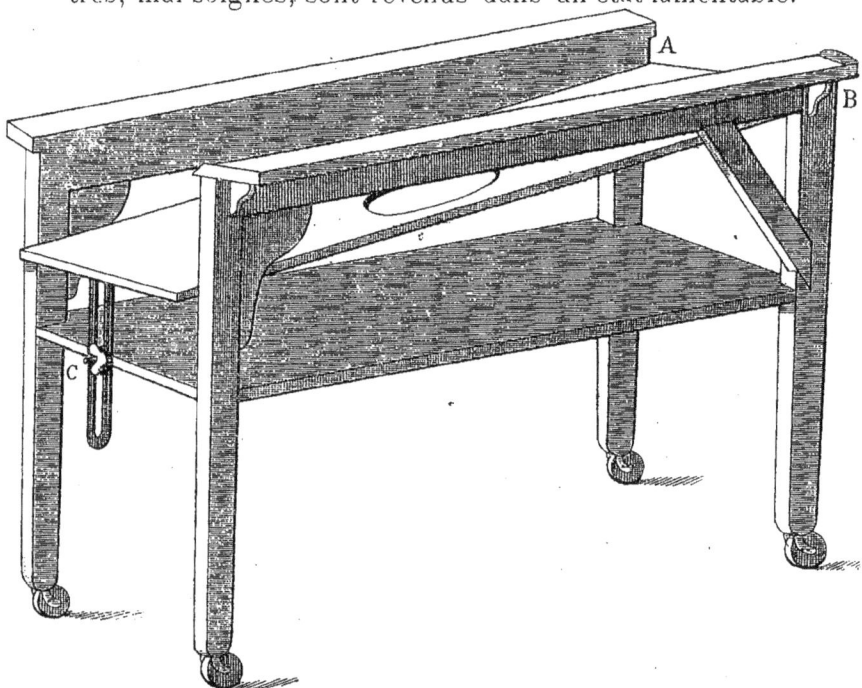

Si, par malheur, la famille ne peut supporter une dépense de 80 à 150 fr. inhérente à l'achat d'une gouttière, nous nous contenterons de l'appareil plâtré. Mais ce n'est qu'à contre-cœur que nous le faisons ; cet appareil est d'un entretien bien plus difficile que la gouttière. De plus, quand on ouvre un de ces plâtres, il n'est pas rare

de trouver au milieu du coton de véritables colonies de
parasites qui pullulent dans notre région, principalement
durant les mois chauds. La manière de construire un
appareil de ce genre est trop bien indiquée dans le *Guide
pratique de chirurgie infantile,* Estor 1904, et la *Technique du traitement de la Coxalgie,* Calot 1904, pour que
nous ayons à y revenir.

Une remarque : dans les deux cas, ou gouttière ou plâtré, il est bon de mettre le membre malade en légère
abduction. Sur plusieurs de nos coxalgiques guéris, nous
avons noté, en effet, une ankylose en rectitude avec rotation en dedans. Le résultat de cette position est de gêner
quelque peu la marche. Ce point a été étudié dans une
thèse de Paris : *Des résultats éloignés de la Coxalgie au
point de vue orthopédique.* (P. Marty, 1899.)

Combien de temps doit durer l'immobilisation ? c'est
très variable et nous n'avons aucun signe précis à pouvoir
donner. En général, on doit compter pour les cas pris de
bonne heure à la première période ou au début de la
deuxième, un laps de temps d'environ deux ans. Ce
chiffre n'a rien d'absolu ; il faut, pour sortir l'enfant de la
gouttière que tous les phénomènes morbides aient disparu complètement depuis trois mois au moins. A ce
moment-là, il est de bonne pratique de mettre un appareil
permettant la marche (un caleçon plâtré est suffisant)
combiné avec le port *sous le pied sain* d'une bottine ayant
une semelle de 5 à 6 centimètres au moins pour empêcher
le membre malade de toucher le sol. Les premiers temps,
l'enfant s'habituera à marcher avec des béquilles pendant
quelques heures et sera allongé sur un lit le reste du
temps. Deux ou trois mois après, on supprimera la
bottine et on autorisera le patient à marcher rien qu'avec

les béquilles. Il va sans dire qu'on empêchera pendant longtemps toute fatigue du membre malade.

Nous insistons sur ce que l'on n'enlève la gouttière que trois mois au moins après que tout symptôme a disparu, parce qu'il nous est arrivé d'avoir des récidives, ayant supprimé l'immobilisation à des enfants que l'on croyait guéris.

Donc, pour nous, les deux principes fondamentaux qui doivent inspirer le traitement de la coxalgie, à quelque période qu'elle se trouve, sont :

1° Immobilisation *absolue* faite autant que possible dans la gouttière de Bonnet avec une légère abduction. Cette immobilisation doit être continuée trois mois au minimum après la disparition de tout phénomène morbide.

2° Vie au grand air et bonne hygiène.

Deuxième période. — Même traitement qu'à la première période, mais il est nécessaire de remettre le membre en bonne position.

Pour arriver à ce résultat, nous employons la méthode du redressement sous chloroforme. Comme, à cette période, la mauvaise attitude n'est due d'abord qu'à la contracture musculaire, puis à la rétraction musculaire, aponévrotique et capsulaire, on arrive facilement au but proposé.

Une fois le membre mis en extension et en légère abduction, on place l'enfant dans l'appareil et on applique l'extension continue. Pour cela on place une guêtre sur la jambe de l'enfant. D'après Calot, elle doit remonter jusqu'au dessus du genou ; Kirmisson, en effet, donne aussi une figure représentant un degré énorme de *genu recurvatum*, survenu à la suite de l'extension continue avec point d'appui sur la partie inférieure de la jambe. Afin de prévenir ce relâchement de l'articulation du genou par la distension de ses ligaments, il est bon de maintenir l'extension en ne dépassant pas un poids de trois kilogrammes. En ne dépassant jamais cette tension et même en ne mettant la guêtre que sur la jambe, nous n'avons jamais observé de faits semblables.

Troisième période. — Même traitement que pour la deuxième période, mais le redressement sera plus difficile à obtenir à cause des adhérences osseuses qui ont pu se former. Malgré ce, la crainte d'une méningite consécutive à un tel traitement, méningite que certains auteurs, Gibney en particulier, ont signalée à la suite d'un redressement forcé, ne nous a pas empêché d'agir de la sorte et jamais nous n'avons eu à nous en repentir.

Abcès froids. — A la seconde comme à la troisième période (Ménard) on peut voir se former des abcès. Nous avons montré au chapitre du pronostic que cette complication n'était rien en elle-même, pourvu qu'on prévienne l'ouverture de ces collections par un traitement approprié.

Dès que nous sommes certain de la présence d'un abcès, au lieu de compter sur la résorption qui est possible, mais très rare (Ménard), nous pratiquons la ponction suivie d'une injection d'éther iodoformé à 1/20. Calot emploie un mélange d'éther iodoformé et de naphtol camphré. Comme à la suite de l'emploi du naphtol nous avons eu un cas de mort subite (l'observation en a été publiée dans la thèse de M. Robbaz, Montpellier, 1901) nous avons absolument rejeté l'emploi de cette substance. Des accidents semblables sont arrivés déjà à plusieurs chirurgiens et dernièrement une discussion à ce sujet a eu lieu à la Société de chirurgie (voir *Bull. et Mém. de la Soc. de Chir.*, séance du 11 mai 1904).

Une fois l'éther iodoformé injecté, nous attendons, avant d'enlever la canule, qu'il n'y ait plus de production de vapeurs. Cinq minutes, à peu près, sont nécessaires pour obtenir ce résultat. Cette attente a pour but d'empêcher une distension trop grande de la poche et la formation possible d'escarres. Une goutte de collodion riciné et un pansement légèrement compressif terminent l'opération. Répétez cette injection, si cela est nécessaire, à quelques jours d'intervalle. D'après Calot on peut aller jusqu'à neuf ou dix injections. Pour nous, la guérison a été obtenue, en général, après la deuxième ou, tout au plus, la troisième intervention de ce genre.

Si, malgré ce traitement, l'abcès n'arrivait pas à tarir, on est autorisé à l'ouvrir largement, on le désinfecte complètement et on termine par un tamponnement à la gaze iodoformée.

Fistules. — Parfois, on n'appelle le chirurgien qu'après l'ouverture de l'abcès de production de fistules. Dans ce cas, commencez par injecter dans les trajets des antiseptiques variés, le chlorure de zinc à 1/20, teinture d'iode, éther iodoformé 1/20 et surtout le permanganate de potasse à 1/100. Durant notre remplacement dans le service de M. le professeur Tédenat, nous n'avons eu qu'à nous louer de l'emploi de ce médicament dans le cas de lésions bacillaires.

Si, au bout de trois mois, les fistules ne s'améliorent pas, c'est que les trajets sont trop anfractueux. Alors seulement on peut employer le bistouri. Dans ce cas, notre opinion est qu'il faut adopter l'incision de la résection et ne s'occuper des trajets qu'après désinfection de l'articulation. Ceci terminé, et le drainage bien assuré par des drains, on s'occupe des trajets.

Ces derniers sont agrandis, nettoyés et bourrés à la gaze iodoformée. Dans ce cas nous avons eu des résultats surprenants en agissant comme il suit : le trajet agrandi, on le dessèche avec des compresses d'une manière aussi complète que possible, on répand ensuite du permanganate de potasse finement pulvérisé et on achève le pansement avec de la gaze ; généralement, la suppuration augmente, mais, après la seconde intervention, on est tout étonné de trouver des bourgeons charnus et de voir la cicatrisation s'opérer très rapidement.

Bien entendu, l'immobilisation ne doit pas être abandonnée ; dans tous ces cas, il est même bon de lui adjoindre l'extension continue.

Malgré tous les efforts que l'on a pu tenter, la maladie peut continuer ; dans ce cas, mais seulement après avoir tout essayé, on peut pratiquer la résection de la hanche et même on peut être forcé de faire une désarticulation. Mais ce sont des opérations que l'on n'est autorisé à tenter qu'après échec de tout le reste.

Ainsi que nous l'avons dit dans notre Introduction, nous n'indiquons pas un traitement nouveau : nous avons voulu simplement décrire les soins donnés aux coxalgiques qui viennent à la clinique chirurgicale des enfants de l'hôpital Suburbain. Trop heureux serons-nous, si nous avons pu intéresser nos lecteurs et leur démontrer que ce mode de traitement est justifié, croyons-nous, par les résultats obtenus !

CONCLUSIONS

1° La coxalgie est, à Montpellier et dans les départements voisins, la plus fréquente de toutes les tuberculoses chirurgicales de l'enfance.

2° C'est une maladie très grave, dont la mortalité s'élève au moins à 27 °/₀.

3° On ne peut apprécier exactement cette mortalité qu'en suivant les malades pendant plusieurs années.

4° L'hérédité n'est pas un facteur étiologique important : il faut attribuer aux conditions hygiéniques dans lesquelles l'enfant se trouve placé, une valeur étiologique beaucoup plus grande.

5° Il existe une *coxa vara* symptomatique de la coxalgie, qui peut déterminer à elle seule un notable raccourcissement réel.

6° Le traitement par l'immobilisation doit être très précoce.

7° L'appareil de choix est la gouttière de Bonnet, beaucoup moins sordide que l'appareil plâtré, dans nos pays tout au moins.

8° Les abcès froids doivent être traités par la ponction suivie d'une injection d'éther iodoformé.

9° Le *naphtol camphré*, médicament très dangereux, doit être complétement abandonné.

10° Nous accordons une très grande importance au traitement général.

INDEX BIBLIOGRAPHIQUE

BONNET. — *Maladies des articulations, 1845.*

Bulletin et mémoires de la Société de chirurgie, 1865, 1876, 1881, 1889, 1897, 1899.

CALOT. — *Technique du traitement de la coxalgie,* 1902.

CAZIN. — *Bulletin et mémoires de la Société de chirurgie.*

DUPLAY ET RECLUS. — *Traité de chirurgie.*

ESTOR. — *Guide pratique de chirurgie infantile,* 1904.

ÉTIENNE. — *Traitement orthopédique de la coxalgie infantile. Thèse de Nancy,* 1900.

FORGUE. — *Précis de pathologie externe. Collection Testut.*

FORGUE ET RECLUS. — *Thérapeutique chirurgicale.*

GANGOLPHE. — *Pathologie externe de Le Dentu et Delbet.*

GROSS, ROHMER ET VAUTRIN. — *Traité de pathologie externe.*

HABEREN. — *Centralblatt für chir.,* 1865.

KIRMISSON. — *Traité de chirurgie. Duplay et Reclus.*

— *Les difformités acquises de l'appareil locomoteur,* 1902.

KOCH. — *Congrès de Londres,* 1901. *Semaine médicale,* 1901.

LANNELONGUE. — *Coxo-tuberculose,* 1886.

MATHIEU ET STRAUSS. — *Article sur la Coxalgie dans le Dictionnaire encyclopédique.*

MARJOLIN. — *Bulletin de la Société de chirurgie,* 1865.

MARTY. — *Des résultats éloignés de la coxalgie. Thèse de Paris* 1899.

MÉNARD. — *Coxalgie tuberculeuse.*

OLLIER. — *Bulletin de l'Académie de médecine,* 1889.

— *Revue de chirurgie,* 1881.

PIÉCHAUD. — *Chirurgie infantile. Collection Testut.*

POULET ET BOUSQUET. — *Pathologie externe.*

Revue d'orthopédie, de 1893 à 1904.

ROBBAZ. — *Des accidents dus à l'emploi du naphtol camphré. Thèse de Montpellier, 1901.*

ROGER. — *Introduction à l'étude de la médecine.*

TILLAUX. — *Traité de chirurgie clinique, 1900.*

VALETTE. — *Article sur la coxalgie. Dictionnaire de M. Jaccoud.*

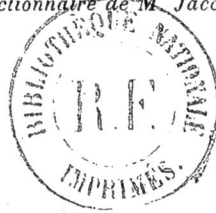

TABLE DES MATIÈRES

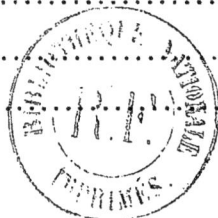

MONTPELLIER. — IMPRIMERIE GUSTAVE FIRMIN, MONTANE ET SICARDI — 1363-2

www.ingramcontent.com/pod-product-compliance
Lightning Source LLC
Chambersburg PA
CBHW071910200326
41519CB00016B/4560